税理士法人アーチ代表社員
公認会計士・税理士
上村 恒雄 著

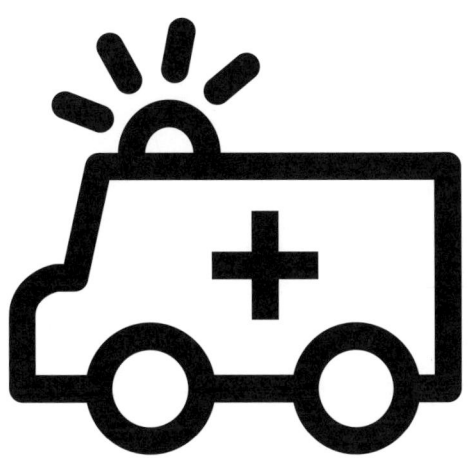

収益体質を強化する
中小病院の 経営戦略・財務戦略

民間病院の生き残りマネジメント

清文社

■はじめに

　何年も前から高齢者が大幅増加して、医療介護体制が追いつかないといわれているし、また実際に新入院患者は毎年増加している。

　しかし、病院（施設数）及び病床数（ベッド数）は減少し続けている。病床の利用率も10年前は86％だったのが、現在は79％前後であり継続して低下している。筆者の知る限りでは1日当たり単価は高くなったが、利益は各病院レベルではどちらとも言えないという状況ではないかと思われる。

（過去10年間の増減状況）

項目	H17年	H27年	増減
施設数	9,026	8,492	△534
病床数	1,808,628	1,680,464	△128,164
病床利用率（％）	86.7（82.4）	79.5（73.7）	△7.2（△8.7）

（注）厚生労働省「病院報告」、「医療施設調査」の月次報告（概数）による。原則として2月の数値を使用しており、施設数及び病床利用率は病院のみの数値であり、また（ ）書は一般病床の値である。

　病院の空床が20％以上もあると、空いているなという感じがする。また毎年継続して病院数及び病床数は減少している。

　需要が大幅な増加のとき、なぜ病院は減り、ベッド数も減少するのであろうか？

　病院が減るということは、赤字の病院が多いのであろうか？

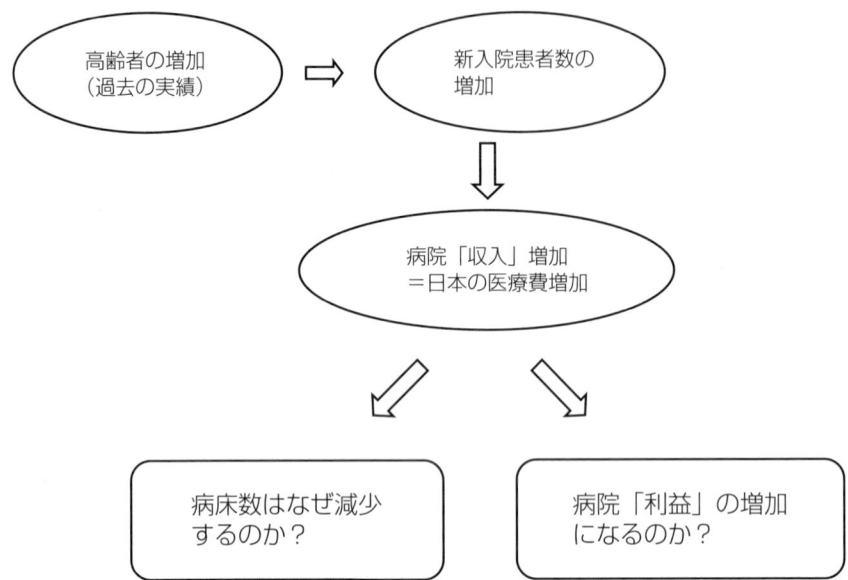

　この問いに対する回答には病院の収入・費用面での正確な数値が必要である。現状ではアンケート調査等による一部の情報でしか判断できないが、後述のとおり明らかな利益増加があるとは見えない。また全体としての利益水準は十分なものではなく平成25年データで一般病院の医業利益率0.1％、税引前利益率2.8％レベルであり、脚光を浴びている業界、かつ設備産業としては大変低いレベルではないかと思われる。

　平均レベルでこのような水準ということは、かなりの割合で業績が厳しい病院が含まれているということになる。利益率10％前後の病院、病院グループも少なからずある中で、経営が厳しい病院も相当数含まれているものと推定される。

　また、クリニカルパス、連携パスの導入があり、カテーテル等医療機器・技術の進歩、入院から外来への診療業務移行などにより平均在院日数は大幅に短縮し続けている。日本全体とすれば合理的かつ質の高い医療、低侵襲、短期入院など喜ばしいことである。しかし、各個別の病院にとっ

てはどのような影響があるのか。この問題について議論されることは少ないのではと思われる。

　このような中、今後高齢化が進み医療需要が追いつかないなどの報道があっても、病院経営者としては患者が増えて、または利益が増え過ぎて困るなどと思ってよいのであろうか。

　本書では、高齢者の増加と病院の利益の関係とを中心にして、今後の高齢化社会において生き残る病院の姿を経営改善、経営戦略、財務戦略などの面から検討していく。

　大規模な国立病院、公的病院（特に大学病院）については厚生労働省の取扱いも異なっているし、また患者から見た需要水準が他の病院（特に中小病院）とは明らかに違う。つまり施設の内容、認知度等に各段の差異があり、受入れの制約をしなければ患者が溢れてしまうような病院についてはここではとり上げず、中小病院（特に入院医療）を中心として戦略を考えることとした。なお、実行できることが一番であることから具体的事例をもって平易な説明に努めることにしている。

　本書を一読し、実践で試してある程度の効果が発生し、さらに内容充実させたい場合は、各種経営戦略などの専門書を読破されることをお勧めする。また、主として病院理事長、事務長など主要幹部向けとして執筆しており、病院として常識的な用語の説明は巻頭にまとめて記載している。

（注）図表を除き、文章中の数値は厚生労働省「医療経済実態調査（平成25年）」から抜粋している。その中の損益差額を近似的表現として本稿では「医業利益」、総損益差額を「税引前利益」と表示している。

2015年8月

上村　恒雄

●目　次

はじめに

★第1章　病院の現状と将来

1　最近の病院の経営状況 ………………………………………………… 3
（1）医療機関の損益　3
（2）施設数、病床数の減少内容　5
（3）経営的観点による分析　6

2　病院利益が発生する要因 ……………………………………………… 8
（1）病院業界の経営面での特徴　8
（2）入院単価アップ、平均在院日数の影響　10
（3）病院業界の損益構造　12
（4）利益が大きい病院の特徴　14

3　日本型病院経営の特徴と将来リスク ……………………………… 16
（1）政策重視型の影響　16
（2）将来リスク　19
（3）厚生労働省の政策のポイント　20
（4）地域包括ケア（参考）　21
（5）地域医療構想策定ガイドライン（参考）　23

4　医療需要の動向（入院医療を中心として） ……………………… 24
（1）人口動向の予測　24
（2）医療需要予測（必要病床数の予測）　26
（3）過去の入院医療需要実績　27
（4）入院受療率低下の要因　29
（5）受療率の低下…数値での分析　31
（6）地域特性　34
（7）経営政策上のポイント　36
（8）新入院患者の再考（参考）　37

5　経営戦略の概要と課題 ……………………………………………… 39
（1）経営戦略の勧め　39
（2）経営戦略の課題　40
（3）具体的対策　41

★第2章　経営改善

1　保険請求関係	47
（1）請求業務の概要と問題点	47
（2）請求対策	48
（3）医業未収金管理	50
2　薬剤関係	54
（1）指導管理料等請求関係	54
（2）薬剤仕入、払出管理	55
（3）薬剤の選定	57
3　医療材料関係	60
（1）概要	60
（2）購入単価の見直し	61
（3）購入数量の見直し、代替品の選定	62
（4）コストカットプログラムの見直し	62
4　看護部	63
（1）離職理由	63
（2）教育制度	66
（3）処遇に対する考え方	69
（4）中小病院の改善策	69
（5）経営管理面	70
5　栄養部	72
（1）食事の提供	72
（2）指導管理料等	74
6　検査関係	75
（1）検査業務の管理上の問題	75
（2）検査委託改善	75
（3）院内検査部門の改善	76
7　医局	77
8　顧客対応（待ち時間対策）	82
（1）待ち時間の許容時間	83
（2）待ち時間の短縮対策	84

9　事務長・経営幹部の必須事項 88
（1）取り組むべき課題に対する考え方 88
（2）取り組むべき課題を明確にする 89
（3）事例研究 90
（4）対応策 92
（5）医療経営（分析、指標）の基礎 93
（6）診療報酬体系 98
（7）法律等の知識 101

★第3章　経営戦略

1　経営戦略とは？ 104
（1）経営戦略の最重要ポイント 106
（2）強みとは 106
（3）顧客とは 107
2　強みの意味を考える 108
（1）直接的な価値…物・サービスなど顧客に価値（差別化） 108
（2）長期設備等資源…差別化を強化する 109
（3）顧客の絞込み 110
3　効果的な経営戦略 112
（1）角度を変えて考えてみよう 112
（2）効果的な対応…強みと機会の一致 115
（3）効果的でない戦略 117
（4）強みを強化する 118
4　ビジョン、目標 119
（1）ビジョン、目標 119
（2）ビジョン、目標（理念）の伝達 119
（3）理念…事例研究 120
5　環境分析事例の研究 124
（1）筑西・下妻医療圏の現状データによる特徴 125
（2）筑西・下妻医療圏の医療需要の予測値 125
（3）需要予測と実際の誤差 128

（4）再び「筑西・下妻医療圏」での分析　　　　　　　　　　134
　（5）市町村別人口分析　　　　　　　　　　　　　　　　　　137
 6　病院で主となる戦略例の研究……………………………………139
　（1）急性期特化戦略…大病院との競合　　　　　　　　　　139
　（2）専門特化型　　　　　　　　　　　　　　　　　　　　140
　（3）ワンストップ戦略　　　　　　　　　　　　　　　　　141
　（4）地域密着戦略　　　　　　　　　　　　　　　　　　　142
　（5）合併戦略　　　　　　　　　　　　　　　　　　　　　144
　（6）日帰り手術センター構想　　　　　　　　　　　　　　144
　（7）ケアミックス病院の留意事項　　　　　　　　　　　　144
　（8）まとめ　　　　　　　　　　　　　　　　　　　　　　145
 7　経営戦略でのツール（理解を深めるために）……………………146
　（1）基本構造…SWOT分析　　　　　　　　　　　　　　146
　（2）PPM（プロダクトポートフォリオマネジメント）　　147
　（3）価値基準による戦略　　　　　　　　　　　　　　　　149
　（4）BSC（バランススコアカード）　　　　　　　　　　　150

★第4章　財務戦略

 1　財務戦略の考え方……………………………………………………154
　財務戦略の全体像を掴む　　　　　　　　　　　　　　　　154
 2　相続対策………………………………………………………………156
　（1）持分ありの法人の問題点　　　　　　　　　　　　　　156
　（2）対策の概要　　　　　　　　　　　　　　　　　　　　158
　（3）持分なしの一般医療法人　　　　　　　　　　　　　　159
　（4）納税猶予…認定医療法人制度　　　　　　　　　　　　160
　（5）持分あり一般医療法人の相続対策　　　　　　　　　　161
　（6）持分なしの医療法人への移行…非課税要件を満たさない　165
　（7）持分なしの医療法人への移行…非課税要件を満たす　　168
　（8）社会医療法人及び特定医療法人への移行　　　　　　　169
　（9）出資額限度法人に移行（参考）　　　　　　　　　　　170
　（10）出資金払戻しにより相続が発生した場合の税金（参考2）171

3 財務戦略の概要………………………………………………………	172
（1）会計	172
（2）資金調達	174
（3）財務体制、財務組織	175
4 財務戦略の実務的観点での本質…………………………………	177
（1）財務戦略の本質	177
（2）財務戦略の内容の変化	178
（3）経営者の財務諸表の理解	178
（4）経営者として必要な観点	181
（5）資金調達の観点…財務諸表の変化の影響	183
（6）節税と財務戦略	184
（7）リスク管理と財務戦略	186
5 財務戦略の事例研究………………………………………………	189
（1）急性期病棟特化型	189
（2）専門病棟特化型	190
（3）ワンストップ型	191
（4）地域密着型	192
（5）経営戦略が曖昧な場合	194
6 節税と経営…………………………………………………………	195
（1）節税と脱税	195
（2）病院は脱税の影響が大きい	196
（3）節税と投資判断	197
（4）節税と経営	198
（5）節税と貯蓄	199
7 法人の節税対策……………………………………………………	201
（1）短期の前払費用	201
（2）未払金、未払費用	202
（3）交際費	203
（4）保険商品の活用	204
（5）投資関係	207

（留意事項及び主たる用語の説明）

　本文では業界の専門用語で常識的な用語の説明を省略しているため、ここで簡単な説明をする。

・出来高、まるめ（包括）
　　病院の保険請求（レセプト）において、薬代、検査費、材料費などの項目別に合計して請求する方式を「出来高」と呼ぶ。これに対し、「まるめ（包括）」は薬代、検査費、材料費などをひとまとめにして一定額を請求する方式である。近年まるめ方式を採用しなければならない病棟、病室、項目が増えている。
　　まるめが増えれば、収入は一定であるため病院経営サイドでは費用を低減しようとする。最近の医療政策に合致した方法であり、また医療資源の効率化に貢献する方法ともいえる。

・DPC
　　診療群分類といわれる区分ごとに1日当たりの定額の報酬を設定する方法であり、原則として検査、投薬、注射、画像診断、入院料が包括されている。ただし、病名の分類ごとに標準となる入院期間が定められており、超過分は出来高払いとなる（非常に低い単価）。また定められた入院期間の中でも長い期間（区分のⅢ）については低い単価となっている。単価の低い部分（長期入院）を短くすれば入院単価が上がるという関係にあり、平均在院日数短縮に対する影響が最も大きい制度である。
　　原則として情報が公開されており、厚生労働省の政策誘導が実行されやすい体制である。病院としても他の病院との比較が可能となり、各種分析を支援するソフトウェアが販売されており有効活用されてくるものと考えられる。ただし、詳細な分析をするためには公表ベース以上の情報をソフトウェア上で共有して活用することが必要であるが、現状では国公立等の病院が参加者の主力を占めているようであり、民間病院で共有情報を活用するためには少し工夫を要する（材料での集中購買の場合も同じ傾向がある）。

このような政策的なメリットがあるため、今は急性期中心の制度であるが、今後はその範囲を拡大することが予定されている。

なお、DPC病院はⅠ群、Ⅱ群、Ⅲ群の大きな区分があり、Ⅰ群、Ⅱ群は主として国公立病院である。

・平均在院日数

病院に入院した患者の平均入院日数である。大まかに3つの方法があり、①今いる在院患者の平均値…長期入院患者の実態を見るのに便利だが比較的長い期間が算定される、②退院患者の平均値…実際の退院日を使うためわかりやすいが、比較的短期間に算定されやすい、③一定期間の入院患者の平均値…対象者全員が退院するまでわからない点が欠点である。

DPC関連、厚生労働省の「患者調査」においては②の退院患者の平均値を使用しているが、厚生労働省の「病院報告」、社会保険診療報酬計算などでは上記とは別の下記の計算（折衷的な方法）となっている。

平均在院日数＝延べ患者数／（新入院患者数＋退院患者数）÷2

このように色々な考え方があり、目的に応じて使い分けることができるのであるが、経営戦略では同一計算での時系列の変化が重要であり、算定方法の違いを細かく分析しても各法人としての効用は少ないものと思われる。

なお、欧米と比較して急性期病床の平均在院日数が大幅に長いというコメントもよく聞くが、急性期病床＝日本での一般病床の中には回復期リハビリ病棟、緩和ケア病棟なども含まれていること、及び算定方法も一致していない場合が多い。したがって、単純には比較できない。ただし、回復期リハビリ病棟及び緩和ケア病棟の病床数は一般病床全体で数パーセント程度であり、また実態的に急性期患者が主力であるDPC制度加入病院の急性期病棟平均値でも13～14日程度であるため、少なくとも20～30％程度以上は欧米諸国（10日未満が大多数）との比較上在院日数は長いものと推測される。今後調整される可能性があるという意味で注意ポイントである。

（回復期リハビリ病棟は一般病床と療養病床どちらの病床でも届出が認められるため、統計データを正確に捉えることが難しい。）

・病床利用率

(厚生労働省の統計で使用される病床利用率)

月末病床利用率＝月末在院患者数／月末病床数
年間病床利用率＝年間在院延べ患者数／（365×病床数）

　在院患者数とは毎日24時現在における入院患者数である。これに当日の退院患者数を加算した数値をもって利用率を算定する場合「病床稼働率」ということが多い。これも複数の算定方法があるため、できる限り同一算定方法での時系列データで検討することが望ましい。

・看護体制

　一般病床で原則として患者7人対看護職員1から患者15対看護職員1まであり、療養病棟、精神病棟などでも各種看護体制が診療報酬算定上で定められている。医療法上の3対1基準とは別個の診療報酬上のルールである。

　なお、経営管理上は一般病床7対1体制について注意を要する。つまり「重症度、医療・看護必要度の基準を満たす患者を15％以上」と「退院患者に占める自宅等に退院する割合が75％以上」というかなり厳しい要件が別途ある。本書の本文中はこの要件のことを特に取り上げていないのは、当然に日々管理すべきことであるためである。増益を図るためには平均在院日数削減に伴い新患者を増加させて利益を増加させることになるが、看護体制での施設基準を満たさない新患対策は、逆に利益を大幅に低下させる可能性が高く無意味な対策である。

　病院の現在または将来のターゲットとする患者が、このような要件を満たすことが難しい場合に初めて、経営戦略として勝つ作戦を考えて10対1等への移行を考えることになる。

第1章 病院の現状と将来

国立社会保障・人口問題研究所のデータによれば、2015年を基準として過去5年間で高齢者（65歳以上）は大幅に増加（446万人）している。しかしその後5年間（2020年）は217万人増加、さらにその後5年間（2025年）では44万人増加となっており、高齢者の「増加率」のピークは既に過ぎている。

　今からは、後期高齢者（75歳以上）の増加がどのようになっていくのか、それにより病院がどのような影響を受けるのか、高齢者の受療意識が変化しているのか、また地域によっても大きな違いが発生するのではということを検討する時代である。

　第1章ではこのような検討課題を中心にして人口動向、病院の損益状況、平均在院日数、受療率など統計データによる環境変化の分析を実施し、厚生労働省の政策を考慮しながら病院の損益構造への影響を明らかにしていくこととする。

1 最近の病院の経営状況

　最近における病院の状況を把握することから始めることにする。より詳細な損益、施設情報等を確認することにより、現状の病院の経済的実態を詳しくつかむことにする。

　まず病院損益に関する情報であるが、これは様々な機関等から報告されているが、6月データなど一時点のもの、また基本的にはアンケート調査によるものであるためサンプル数が不十分ではないかと思われる場合も多数あり、なかなか実態をつかみづらい情報である。

　その中で厚生労働省が実施している「医療経済実態調査」はサンプル抽出についても明確（無作為抽出）、決算数値（年度ベース）であり、かつ有効回答率も50％を超えており、損益をある程度推定することは可能と思われるため、その概要を記載する。なお、筆者が関与する病院で感じること（私見）であるが、小規模かつ損益が停滞している民間法人（医療法人）ほど、このようなアンケート調査に回答をしていない傾向が見られる。提示したデータの回答率は50～60％程度であり、実態は少し割り引いて（利益を少なめに見る）考えてもみるのも一考と思う。

（1）医療機関の損益

（過去4年間の損益推移）
　次表の損益データは他の厚生労働省情報と違い、速報値がない。基本的に決算数値であることによる。

(単位：千円)

年度	損益差額（医業利益）	総損益差額（税引前利益）
平成22年	△42,038	23,107
平成23年	14,871	77,257
平成24年	△5,967	47,188
平成25年	2,119	77,177

（注1）数値は一般病院の各年の3月末までに終了する事業年度の数値であり、1施設当たりの平均値である。
（注2）税引前利益が大きくなる傾向になるのは公立、公的病院など補助金が多い医療機関が多く含まれているためである。なお、医療法人の経常外損益では借入利息の影響から収入より費用の方が多い傾向にある。

　上記の期間は民主党政権（H21/9～H24/12）でのプラス改定（H22/4、H24/4改訂）の影響を多分に受けている時代であり、業績が改善しているように見える点が特徴である。また改訂の年度は良好だが、次の年度で減少する傾向がある。医療法人ではそのような傾向はなく、国公立病院等の特殊要因なのか、震災の影響なのか、または改定時の経過措置がなくなる影響なのか不明である。

　総体的には、診療報酬改定が有利な時期であるにもかかわらず、経営水準を表す医業利益でみれば赤字または黒字であるが余裕のない状況（利益が少ない）である点が特徴である。平成26年診療報酬改定では従前の厳しい内容に近づいており、消費税の影響を含め平成27年11月公開予定されている次の経済実態調査の動向に注意が必要である。

　なお、下記のとおり医療法人だけでの利益水準は医業利益レベルで売上高利益率4％強となっており、良好な水準であるが、利益率は低下傾向にある。

(参考：医療法人の利益率)

年度	医業利益（千円）	医業利益率（％）	税引前利益率（％）
平成22年	53,621	3.4	3.3
平成23年	77,769	4.8	4.5
平成24年	74,763	4.6	4.2
平成25年	70,148	4.3	4.0

　なお、統計上、社会医療法人が「法人その他」で処理されていることなど法人形態が変化しているため詳細な分析はしない。

（2）施設数、病床数の減少内容

　次に施設数及び病床数の変動状況を見てみる。
（注）厚生労働省「医療施設調査」（年次報告…確定版）より。

① 施設数

項目	H22	H23	H24	H25
総数	176,878	176,308	177,191	177,769
精神	1,082	1,076	1,071	1,066
療養	3,964	3,920	3,892	3,873
一般	7,587	7,528	7,493	7,474
診療所	99,824	99,547	100,152	100,528

　病院は上記すべての病床種類で減少しているがクリニックが増加しており、施設の総数は増加している状況である。

② 病床数

項目	H22	H23	H24	H25
総数	1,730,339	1,712,539	1,703,950	1,695,210
精神	346,715	344,047	342,194	339,780
療養	332,986	330,167	328,888	328,195
一般	903,621	899,385	898,165	897,380
診療所	136,861	129,366	125,599	121,342

　病床数はすべての年度比較で、すべての病床種類で減少している。

損益では利益傾向にあるが、各病院にとってその利益水準は十分なものではない。そのため比較的損益水準が低い病院、医師・看護師等確保が難しくなった施設が徐々に減少し、病床数も減少となったものと考えられる。

（3）経営的観点による分析

　赤字による倒産であっても、M&Aにより病院が売買されれば施設数が減少するとは限らない。また地域（特に関東）によっては、人口増加に伴い許可病床数が増加し、数百床ベースで病床が増加している都道府県も少なからずある。この増加分を含めても病床数は減少したことを意味する。

　赤字病院の撤退により残った病院は黒字の比率が高くなる。また新規増床する病院は経営基盤が強い病院が多いことから、この病床数減少の結果として、本来平均では業績低下するはずだったが比較的業績の悪い病院が撤退したので、平均利益は少ししか低下せずにすんだともいえるデータである点に留意が必要である。

　なお、病院のベッドの増床には許可が必要であることから、病院業界への参入・撤退は主として許可病床の価値という経済的な要素により進行していく。

（病床価値の判断局面）
- 病床過剰地域で病床削減を交換条件として新棟建設資金借入、補助金を確保すること…病床より補助金の価値が高いとみている
- 閉院予定の病床転売（権利の売買）がうまく進んでいない…売却される病院の各種問題、都道府県の病床許可等の問題であるが、手間暇をかけて取得する価値があるのか？悩んでいる

これは許可病床という権利の経済的価値が低下しているということでもある。

（病床の価値の変動）

〈従来〉（概ね10年以上前）
　　許可病床の価値＝1ベッド当たり100～1,000万円
　　　　　　　（ベッドのみの価値）

〈現在〉
　　許可病床数の価値＝不明
　　・地域により価値が明らかに違う。
　　・立地、設備、人など、その他の要件の方の価値が比較的高くなった。

2 病院利益が発生する要因

　前項では病院経営の実態（過去の実績）を経済的につかむことを中心に見たが、ここからは構造としての病院損益の特徴を明確にし、厳しい現実とどのように対応していくべきかという観点で検討する。

(1) 病院業界の経営面での特徴

① 設備投資額が大きい点
　病院は、建物を建て直すと医業収益に近い投資額が必要とされる特殊な業界であり、いわゆる「設備産業」である。それに伴い金融機関借入額も大きくなり、新棟建替え時には売上高（医業収益）を超える借入が発生することも少なからずある業界である。
　この設備産業では規模の利益が発生しやすいものであり、規模の利益＝設備の規模及び稼働状況が利益に大きく影響することが特徴である。設備の規模については大病院でも少量多品種生産という特殊性（設備の規模での利益がそれほど大きくない）があり、また許可病床という制約条件の問題があるため、ここでは稼働の影響を考えることにする。

（設備産業の特徴）

```
設備産業 ⇒ 大きな投資が必要 ⇒ 将来利益が大きいとの期待
          （借入金が多額）
          ＝ 銀行、投資家は利益率が高くないと融資、投資しないはず

       ⇒ 設備費用は一定 ＝ 稼働が高いと利益が出やすい
```

② 診療部門…専門家が著しく多い点

　病院の人件費は概ね50％前後であり、費用の大部分を占める点でも特徴といえるが、本質的な特徴としては高度専門家を多数擁する施設であることが最大の特徴である。その分取扱いも難しく、理事長、事務長であっても慎重に対応しているところが多い。医師という類まれなる専門職を実務面（診療）の頂点とした構造は、一般的な大会社と明らかに異なる最大の特徴であり、かつ看護職という専門性が高く、かつ極めて雇用流動性の高い職種を大量に擁するという点も日本社会では稀有な業界である。医師、看護師の採用とその維持ということが、経営上極めて重要な課題となっている。

　頻繁に起こることであるが、大会社出身の管理職候補が最初に出くわす難題であり、この面で筆者は病院の管理職として落第となった方を多数見ている。その原因となった1つの要因がこの専門職に対する対応であり、もう1つが、次に説明する事務職の特徴に関するものである。

③ 事務部門の特徴

　病院の事務部門は一般的には人員的に少人数である。しかし病院事務部門は上記の特殊な頭脳明晰といわれる専門家との対応、厚生労働省を主とした法律の仕組みに対する対応、かつ人の体に多大な影響を与える可能性があるという重大な業務に対する対外的な対応（医療訴訟等）などをも担当しなければならない。このように事務部門はこの法的な面に対する業務、内部管理、対外的対応など多方面の業務を実施している。また、医療請求面でも詳細なルールが定められており、本来はかなり高いレベルが必要な職種のはずであるが、法人内の地位、給与水準等の問題などにより、なかなか人材が十分でない法人が多いのではないかと推定される。事務職員が不足するということは、管理職が一般の職員が行うべき業務（ライン業務）を実施しつつ、部下の指導、発生する問題への対応など諸雑多な指導管理

業務を行っていることを意味する。

　管理職業務に慣れ過ぎた大会社出身の方で病院専門知識を短期間で身に付けられない場合、及び実務面での業務処理ができない、またはできない部下に具体的な説明・指導ができない場合は、病院の管理職として失格とされる可能性が高くなる。特に中小病院でこの傾向が強いものと推定される。

　経営改善に対し、医師・看護師の積極的な協力がない場合、理事長と事務職が中心となって改善を図ることになるが（この場合が多い）、この事務職業務の特徴を理解しないと、実行面で各種問題が発生するものと考えられる。

　逆に言えば、質の高い事務職の強化は法人利益に直結する重要な要素である。

(2) 入院単価アップ、平均在院日数の影響

　最近の急性期病院の傾向として、平均在院日数を短縮して入院単価を上げ収益を向上させる政策のことをよく耳にする。入院単価は診療報酬単価として大部分が法定（一定）されている状況で、比較的単価の低い長期入院部分を減少させることにより収入単価を増加させる作戦である。DPC（包括医療費支払制度）では入院期間Ⅲの部分を圧縮するという場合が多い。しかし、患者単位で考えれば入院期間短縮は減収となる。したがって、ここで気を付けるべきは、在院日数が短縮した分に対応する減収額を新入院患者の増加でカバーしているかの観点である。

（在院日数短縮…その影響）

在院日数の短縮　－　入院単価の上昇
１患者ベースでは収入減

> ⇒ 減少した収入を新入院患者増加でカバーする必要
>
> ⇒ 短縮した入院では収入単価とともに費用単価も高くなるはず
> 　（1患者1日当たりの材料費、人件費単価アップ）

　さらに法人の利益を高める観点から見れば、稼働率を上げることが最も効果的であることがわかる。つまり稼働を上げても設備費は一定であるから、費用の大部分を占める人件費は効率的になる。材料費は収入増加に連動し、医師・看護師給与等が遅れて増加していくのが通例である。管理費等には大きな影響はなく規模の利益といわれる所以である。

　他の条件が同じなら、入院患者1日当たりで考えると患者数が多い方（病床利用率が高い）が、当然に設備コスト（間接コスト）負担額は少ないということがわかるであろう。しかし病床利用率が低い病院も含めた上で、一定の価格が決定（社会保険診療報酬）されている。つまり収入が一定であれば、稼働が高い方が費用の比率は明らかに低く抑えられるということである。

　逆に考えれば、それはリスクにもなる。病床利用率が高いということは基本的には患者の人気が高いことを意味し、季節的要因で特定の診療科の利用率が低くなる時期等には調整が可能となる場合が多いであろう。しかし病床利用率が低い病院はそのような調整要素が少ないため、比較的稼働の変動が激しくなると考えられる。固定費は一定であるため、売上は安定して高い水準が望ましい。稼働がかなり低くなった分を、その後の売上でカバーすることは実務上かなり難しいものである。弱い病院はより弱くなる可能性がある。

　下記では簡単な損益構造モデルで検討する。

（3）病院業界の損益構造

　病床を一定とした設備産業を前提にした単純なモデルで、病院損益構造を理解しよう。

（単純な病院収益費用モデル）

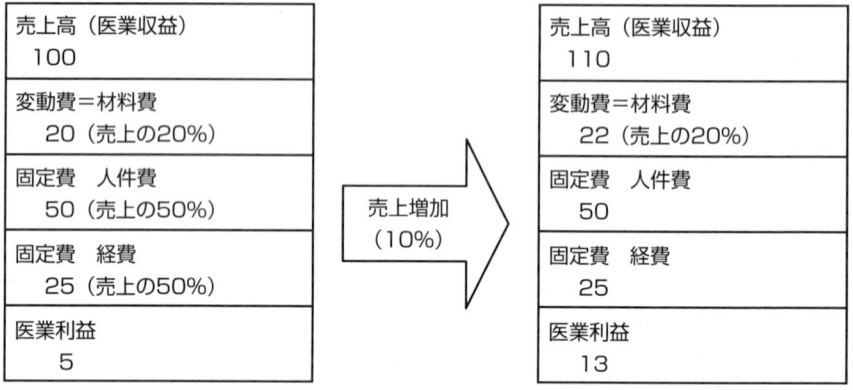

　設備産業の費用構造を考えると、売上の増加は利益効果が高いという事例である。また少しの売上減少で大幅な利益減少となりやすい構造である。

　上記の例で売上高（医業収益）が10％増加した場合、費用が売上と同じ比率で増加すれば利益は10％増しの5.5百万円となるはずである。しかし現実はそのようにはならない。上記の単純モデル（材料費だけ変動費）では売上10％増加に対し利益13百万円と利益は倍増以上（2.6倍）となる。売上が増加しても固定費は増加しないためである。

　より現実に近い場合を想定してみよう。材料費は売上高にほぼ比例するものであるが、人件費はどのような変化をするであろうか？　直接的には医師、看護師、一部のコメディカルなど変動する要素は多数あるが、本部機能部分、病棟、外来、検査管理部分などについて大きな変化があることはレアケースであろう。また短期間では医師、看護師でも変動は明らかに

少ない。したがって、実際は従来の人件費比率50％ほど増加することはなく、売上増加の30〜40％程度の増加と想定される。

　また、経費等の固定費については新しい診療科を設置する、または新しい医師が来て高額機器購入等の特殊事情がない限り少ししか費用は増加しないことが多い。

　固定費は設備の規模などに影響されているものが多く変化があまりない。人件費の管理部門も同様である。固定費削減も重要な改善活動であるが、収入増加の方が利益を増加させる効果が大きいといわれている所以である。

　なお、大会社では経費削減、管理人員削減などで固定費を削減して大きな経営改善を実施した法人が多い。これは規模が大きく、かつ利益率が小さい法人では節約効果が大きく見える＝少しの節約で効果は十分であり悪影響が少なく、また職員も辞めるリスクの方が比較的小さいため緊縮財政でもトラブルが少ないからである。これは本来売上を増加した方が効果が大きいのであるが、競争が激しくなかなか実現が難しいため費用を削減したとも考えられる内容である。

　中小法人では経費削減により顧客対応への影響、職員の意欲低下などによる売上の低下が発生し、利益にマイナスとなった場合が少なからずある点に留意が必要である。

　固定費の削減、売上の増加どちらも重要であるが、より重要であるのは売上の増加である。つまり売上増加は本業を強化することであり、難しいことであるが、法人を強化する力が強くかつ損益効果が大きい。また医療業界の需要自体は増加傾向にあるため一般会社に比べると売上の増加に対するハードルは低い（取り組みやすい項目）ものと考えられる。

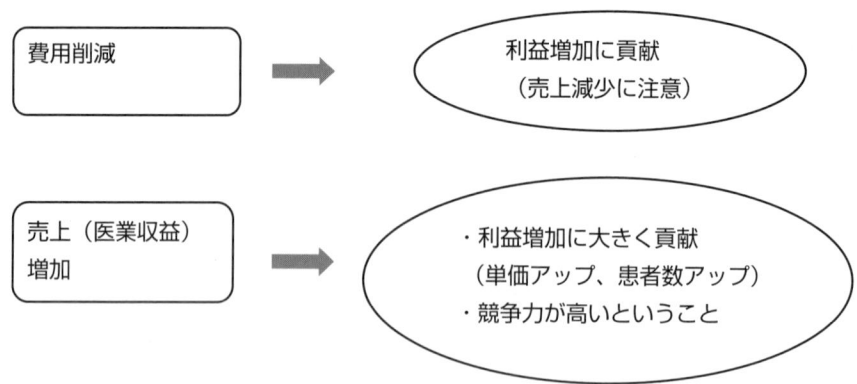

（4）利益が大きい病院の特徴

　今まで検討してきた要素をまとめると以下のとおりである。なお、超急性期病院では、一般的には平均在院日数が短く、入院単価が高いことが良い病院の指標とされているようである。病床利用率については下がるのが当たり前との見解を述べる方もいる。しかし筆者は敢えて下記を提示する。

（利益率が高い病院の条件…入院）

・病床利用率が高い
　　新入院患者が極めて多い（在院日数を長くする方法はNG）

・入院単価が高い
　　在院日数が短い
　　医療・看護必要度の高い患者が多い
　　診療内容が充実

・医師、看護師、セラピスト等収入と直結する専門職の採用に強い
　　（収入の増加は専門職と直結、かつ採用がスムーズであるということは人件費コストに無理がないということ）

なお、療養病床、地域包括ケア病棟、介護老人保健施設等でも今後は在宅復帰率アップと在院日数の削減政策が進むと想定されるため、長期的には大部分の中小病院での原則と考える。

3 日本型病院経営の特徴と将来リスク

　国内における病院経営の傾向として最も顕著である点は「厚生労働省の政策」を重視していることである。経営戦略的には、重要な「外部環境」であり、詳細な分析が必要な項目である。しかし過大な「政策」重視は、病院の経営戦略は厚生労働省が作成し、戦術を各病院が実施するだけという風にもとれる。

（1）政策重視型の影響

　厚生労働省の医療政策は国全体の利益を考慮して、長短期において病院の大きな変革を促しており、具体的には単価の変更、項目の改変などで経済誘導する場合が多い。各病院としてはこの医療政策を早期に読み取り、病床形態、診療形態などを調整することにより比較的利益を維持・拡大することが可能であった。
　ただし、良い影響のみ発生するのではなく、下記のとおり様々な影響が考えられる。
　この厚生労働省医療政策について筆者の私見であるが、日本全体の評価としては極めて効果的な政策であったと思う。
　過去10年間において高齢者の増加は極めて高いものであった。この大幅に増加した患者を既存病院でほぼすべて対応し、かつ欧米に比較して病床数過大であった面もかなり調整した。また、その間に様々な問題が発生はしたが、データ分析・事実確認等によりある程度のコンセンサスを持った効果的な経済政策により対応しているものと考えられる。医療費は増加し

図表1-1　政策重視型の影響

1） 医療政策重視型を重視していれば継続して利益確保 ⇒ 経営力の低下
　　目の前の対策を重視し、長期的な展望を持つという感覚が弱くなる傾向をもつ。

2） 病院の診療内容、周辺病院の状況に照らし不相応な政策
　　微調整により施設基準を満たすのであれば利益がでるという点で、病院本来の機能、環境に不適合である政策を採用する傾向をもつ。

3） 長期的には、厚生労働省の医療政策は矛盾を調整するため、外圧により政策修正、介護療養型、最近の看護体制7対1のように大きな変革が要求される可能性がある。

4） 短期的な戦術重視ということは、今ある環境の中で最適を選ぶ
　　現状での弱い部分（例えば、単価が低い）を簡単に認めて、療養型等へ移行することは長期的には競争力を弱める可能性がある。
　　（急性期と療養型、地域包括ケア病棟等のケアミックス病院など）

5） 厚生労働省の政策において、地域医療の中心を大学病院、市民病院など公的な病院として議論される傾向
　　民間主体の中小病院の方向性についての議論が脆弱であり、個別事情をくみ取りにくい。

たが高齢者の増加数に比較すれば低率の増加である。敢えていえば介護事業の効率化が難しく、介護費用の増加が医療行政の足を引っ張るという事態が発生するかもしれない。

　病床利用率の低下については、厚生労働省の思惑からすれば、(イ)もう少し利益（新入院患者増加と在院日数のバランス）を考えて動くかと思ったが、予想以上に単価のみを重視して病床稼働が結果として減少した病院が多かった、(ロ)または健康ブーム対策が思った以上に効果的だった、(ハ)予測通りでうまくいっており今後の病床数削減の準備もできたので、問題は介護にあるなどと考えているかもしれない。

　今後の10年間は過去10年間の増加を少し上回る後期高齢者の増加が予定されており、現状の在院日数の減少傾向を保持する限り設備（病床数）としては対応可能なレベルに近づいているものと考えられる。ただし、医

師、看護師は有限であり、在院日数短縮という業務密度が上昇する状態を解消する対策（機械化、低侵襲化など）が別途必要かと思われる。この意味で今後10年間の方が対策は難しいものと思われるし、また地域によって医療需要が大幅に減少するところが発生するためミクロの問題にも留意する必要があり、より高度な政策が要求されるものと考えられる。

（今後の将来予測…医療政策的な留意点）

・医療需要は継続して増加する
・国民医療費という政治経済的な面で医療費増加に大きな制約
・医師・看護師等専門職人員数での限界
・地域間格差拡大

⇒ より効率的な経営を求める

なお、日本創成会議は「東京圏高齢化危機回避戦略」を公表したが、その内容は、医師会、厚生労働省等が従来から提示してきた内容をまとめたものである。その中で関東（東京、千葉、埼玉、神奈川）の後期高齢者数が今後10年間増加（175.3万人増）し、医療需要が追いつかないため高齢者の地方移動などを強調しているところがマスコミで評判となった。

筆者が確認したところ、当該地域は過去10年間に150.8万人後期高齢者が増加しており、今後10年間の増加予定（175.3万人）と大きな違いはないことが判明した。過去10年間では上記の政策誘導、病院の努力等により需要を吸収し、病床利用率は大幅低下、病床数は約3％減少（療養型微増、その他の病床減少）しているのである。高齢者の受療率自体も厚生労働省調査の都度低下が確認されていることから、今後の医療需要が今までの需要増加（新入院患者増加）より多いか否かの判断は、該当資料のみでは難しいものと考えられる。

重要なポイントであり、読者はより正確に資料を読破することが望まれ

る。東京近郊の病院だから需要は安泰などと思うこと自体、経営者として認識不足と考えるべきである。

(2) 将来リスク

　厚生労働省の政策誘導により病床形態を定めた法人が、将来さらに政策誘導により大幅な変革をもたらされる可能性がある。また、今までは特例等により形態の移行・変更をある程度考慮されていたが、将来的にどこまで面倒を見てもらえるのかは不明である。大部分の主要政策が各種の実態調査に基づき、医療経済上効果的な対策は速やかに実行している状況にある。境界の線引きが曖昧な特殊疾患病棟、介護療養型（強化型除く）などについて、今後は介護老人保健施設、医療療養型等への移行となる可能性が十分にある。

　他にも合理的とされる情報の真偽確認が十分になされれば、順次変化していくものと想定される。その方向性は、一部の現状機能の強化型とその他で単価引下げという傾向を辿ることが多い。強化型では重症度と在宅復帰機能との縛りにより、ターゲットとなる特定の新入院患者の確保というハードルがあり、送り先の病院の事情など意図しないところで不安定な経営状態となることも少なからず発生するものと考えられる。

　政策重視の経営では、このような将来のリスク対策をとることが難しいものと想定される。リスクを考慮して本来は厚生労働省の政策とは別個の法人独自の経営戦略が望まれる時代である。

　なお、経営戦略として考えるべき期間は概ね10年以内である。将来、大幅に医療需要増加を予測されている地域でも、今後10年間は少ししか増加せず、平均在院日数縮小等のマイナス影響の方が大きい地域も多数存在する。3年または5年ごとの検討が望まれる。

（3）厚生労働省の政策のポイント

　経営戦略で考慮しておくべき厚生労働省の具体的政策を、ここでより詳しく、再確認してみる。

① 基本構造

　毎年上昇し続ける医療費の抑制政策であり、増加する医療需要の影響を最小にするための経済的な誘導政策ともいえるものである。

（主要政策）
- 7：1看護体制病院の圧縮
- 平均在院日数の縮小
- アウトカムの評価による効果的な対策
- 地域医療ごとの完結体制
- 政府の経済性を重視した在宅機能の強化（サ高住、有料老人ホームなど）

このためDPC誘導、在宅復帰率の向上、ADL等機能強化面の評価などが実施される。

② 特徴、影響等

- 7：1看護体制病院の要件等を厳しくし、他の看護体制等へ変化させる政策である。経済対策の意味で35.7万床もの7対1病院を約半分（18万床）にするとのものであり、これは、急性期の病院では死活問題なのであるが、別の問題も発生する可能性がある。

　つまり、7対1病棟要件強化の結果、ケアミックス病院が増加していく場合であり、13対1・15対1病棟、療養型病床、地域包括ケア病棟、介護老人保健施設などを擁している既存の病院の需要に影響する重要な問題である点に留意する必要がある。

このような状況では、一般病床13対1及び15対1は病床削減、統廃合となる可能性が十分にあり、今後の経営面での舵取りに真剣に取り組むべきである。
・DPC病院への誘導、地域包括ケア病棟等データ加算要件により、情報入手し、効果が確認されたものに対し手厚くし、一般的になったら削減する。
　データ提出加算要件を拡充することにより、生かさず殺さず単価を誘導するという高等テクニックをより精度高く実施することが可能になる。
・効率性を重視しており、需要が大幅に増加し医療施設が足りなくなる点を、施設数（病床数）を増加させないどころか、逆に減少させながら、各施設の診療密度を上げることによりカバーしていこうとする政策ともいえる。

　社会的費用を圧縮する必要はあるとは思うが、医療関係者としては少し辛い内容ではある。密度が高くなるということは、特に専門職の確保という今日で最も難しい課題をクリアする必要があり、大病院、グループ系法人に有利になる可能性が高くなることが予想される。
　つまり日本または特定地域全体としては合理的でも、個別の病院では各種特性、グループ法人参入等により非常に厳しい状況が発生する可能性がある。
　以下では、上記の前提となる医療需要を詳しく見ることで、将来需要予測と過去の需要動向を比較分析して、今後の需要動向の変化とその影響を見てみる。

（4）地域包括ケア（参考）

　地域包括ケアシステムとは、地域の実情に応じて、高齢者が、可能な限

り、住み慣れた地域でその有する能力に応じ自立した日常生活を営むことができるよう、医療、介護、介護予防、住まい及び自立した日常生活の支援が包括的に確保される体制をいう。

　地域の権限を委譲し、実情に合った医療介護システムを構築するものであり、地域の自助、互助効果を求める動きである。介護という経済対策を取りにくい項目が、各種規制緩和と併せ大きな効果を生むのか、または地域に対する費用の負担増加（押しつけ）の一部となるのかは、今からの構築内容を見ていく他ないものと考えられる。

（参考図）
国民医療費の推移

（単位：兆円）

| 年度 | 総計 | 計 | 診療費 ||| 歯科 | 調剤 |
| | | | 医科 ||| | |
			計	入院	入院外		
平成15年度	30.8	26.9	24.3	12.6	11.7	2.5	3.9
平成16年度	31.4	27.2	24.6	12.7	11.9	2.5	4.2
平成17年度	32.4	27.8	25.2	13.0	12.2	2.6	4.6
平成18年度	32.4	27.6	25.1	13.0	12.1	2.5	4.7
平成19年度	33.4	28.2	25.7	13.4	12.4	2.5	5.2
平成20年度	34.1	28.6	26.0	13.6	12.4	2.6	5.4
平成21年度	35.3	29.3	26.8	14.0	12.7	2.5	5.9
平成22年度	36.6	30.5	27.9	14.9	13.0	2.6	6.1
平成23年度	37.8	31.1	28.5	15.2	13.3	2.7	6.6
平成24年度	38.4	31.7	29.0	15.6	13.4	2.7	6.6
平成25年度	39.3	32.1	29.4	15.8	13.6	2.7	7.0

（注）医療費のうち、調剤費が大幅に増加している。
　　　平成15年から3.1兆円増加であり、増加医療費8.5兆円の36.5％になる点が特徴である。これは院外処方への移行を含んでおり、また入院診療費の増加は3.2兆円と全体の37.6％しかないことに留意が必要である。

(5) 地域医療構想策定ガイドライン（参考）

　厚生労働省が今後の医療体制を地域ごとに策定していくための目安としてガイドラインの作成を検討している。この中で注意すべき点は下記のとおりである。

① 医療機能の境界点の目安

　　入院基本料を除いた点数で提案されている。

・高度急性期と急性期………3,000点
・急性期と回復期……………　600点
・回復期と慢性期……………　225点

　　なお、回復期は回復期機能で対応する内容であり、回復期リハビリのみではない点に留意が必要である。

② 在宅医療等の推計

　　将来の在宅患者として推計する中で下記が含まれている点に留意が必要である。

・療養病床で医療区分1の入院患者70％
・一般病床で医療資源投入量が175点未満の患者

③ 病床稼動率、高度急性期75％、急性期78％、回復期90％、慢性期92％

（注）厚生労働省「地域医療構想ガイドライン等に関する検討会」資料より。

4 医療需要の動向
（入院医療を中心として）

　ここまでの説明では、漠然と将来の医療需要は増加するという説明をしてきた。マスコミ等で何度も説明される情報であるため当然のこととして記載していたが、将来の経営行動を決める際の最も重要な基礎情報であり、十分に検討する必要がある。

（1）人口動向の予測

　医療需要の基礎は人口動向である。
　下記の図表を参照いただきたい。この表を見てどのように感じるであろうか？

図表1-2　人口及び増加率の将来推計

年次	人口（1,000人） 総数	人口（1,000人） 65歳以上	年平均人口増加率（%） 総数	年平均人口増加率（%） 65歳以上
2010	128,057	29,484		
2011	127,753	29,764	-0.24	0.95
2012	127,498	30,831	-0.20	3.58
2013	127,247	31,971	-0.20	3.70
2014	126,949	33,080	-0.23	3.47
2015	126,597	33,952	-0.28	2.64
2016	126,193	34,640	-0.32	2.03
2017	125,739	35,182	-0.36	1.57
2018	125,236	35,596	-0.40	1.17
2019	124,689	35,877	-0.44	0.79
2020	124,100	36,124	-0.47	0.69
2025	120,659	36,573	-0.56	0.25
2030	116,618	36,849	-0.68	0.15
2035	112,124	37,407	-0.78	0.30
2040	107,276	38,678	-0.88	0.67
2045	102,210	38,564	-0.96	-0.06
2050	97,076	37,676	-1.03	-0.46
2055	91,933	36,257	-1.08	-0.76
2060	86,737	34,642	-1.16	-0.91

（出所）国立社会保障・人口問題研究所『日本の将来推計人口』推計値による。各年10月1日現在

　上記のとおり、総人口は毎年微減していくが、医療需要が大きい高齢者は2045年まで増加が続くという推計値である。今後の患者数増加予測の最も基本となるデータである。このような傾向があるため厚生労働省の政策のみ注視していればよいのだと思っている経営者の方も多いと思われる。また、この表では65歳以上の高齢者の過去と将来の増加傾向に注目すべきである。つまり2010年から2015年現在までの増加4,468に対し、2015年から2020年までの増加は2,172と、概ね半減する点である。

図表1-2（付表）
（高齢者の内訳）

年度	65～74歳	75歳以上	合計
2010年	15,173	14,072	29,245
2015年	17,494	16,458	33,952
2020年	17,334	18,790	36,124
2025年	14,788	21,786	36,574

（注）2010年の公表データで他の表のデータと不整合部分があるが微差のため無視する。

（2015年を基準とした増減数）

項目	65～74歳	75歳以上	合計	摘要
2010年と比較	2,321	2,386	4,707	5年比較
2020年と比較	−160	2,332	2,172	5年比較
2025年と比較	−2,706	5,328	2,622	10年比較

医療需要が大きい75歳以上は過去と同程度増加し、74歳以下高齢者は減少傾向が強くなる。

（2）医療需要予測（必要病床数の予測）

　下記はネット上でDPC関係を主体に情報提供している病院情報局の資料である。

　ここでは2025年の病床数の過不足に注意が必要である。一般病床は32,486床過剰となっている。前記の高齢者の増加と一見矛盾するような内容である。つまり一般人の数倍の医療需要を必要とする高齢者が増加して

図表1-3　必要病床数試算資料

年度	2014年	2025年				2040年		
	既存病床数	患者数予測	必要病床数	過不足		患者数予測	必要病床数	過不足
一般病床	1,000,876	924,656	968,390	32,486		975,919	1,022,078	−21,202
療養病床	333,429	458,189	340,717	−7,288		558,223	415,105	−81,676
合計	1,334,305	1,382,845	1,309,107	25,198		1,534,142	1,437,183	−102,878

（出所）病院情報局（株式会社ケアレビュー）より
必要病床数は一般病床稼働率80％、療養型91％で算定されている。

も、実際の必要入院ベッド数はそれほど増加しない可能性が高いということである。さらにこの必要病床計算では一般病床80％、療養型91％の稼働を前提として算定されており、現状より高いが設定的には少し余裕のある状況である。

なお、前記**図表1－2**での65歳以上増加率もよく見れば、2015年までの増加率が非常に高く、その後は低い増加率になっていること、及び医療需要は75歳以上が顕著に増加する傾向にあるため別途の検討（データ収集）が必要だということがわかる。

（3）過去の入院医療需要実績

医療需要を新患者数の増加とみるか、設備の面を重視してベッドの稼働増加とみるかは様々な意見があるところである。ここでは必要ベッド数という点に焦点を当てて検討したいため、ベッド稼働状況（受療率…一定点での人口10万人当たり入院患者数）の実績を見てみよう。

図表1－4から人口10万人当たりの入院患者数（＝受療率）は着実に減少しており、65歳以上人口増加率が比較的高い時期である近年でも実際の受療率は低下となっている。

つまり、高齢者が増加したことによる需要増加以外の要素（マイナス要素）の影響が大きく、結果として受療率は低下したということを意味する。

なお、入院受療率は平成23年で1％強（人口10万人対1,068人＝1％強）が平均であり、65歳以上で3％強、75歳以上で4.5％強であり、高齢者は一般的に平均で4倍前後の医療需要があることを意味する。このことから人口は同じでも高齢者が増えれば医療需要が増加するという推論となる。

またデータを別の角度から見れば、年齢層ごとの受療率自体が年々大幅に低下していることに気づくであろう。後期高齢者である75歳以上を例にとれば、平成11年の6％から平成23年の4.5％へと大幅な低下傾向にあ

図表1-4 受療率

(単位：人口10万人対入院患者数（10月1日の入院患者数）)

年度	総数	35～64歳	65歳以上	別掲75歳以上
平成11年	1,170	943	3,909	6,072
平成14年	1,139	839	3,708	5,684
平成17年	1,145	775	3,639	5,487
平成20年	1,090	682	3,301	4,935
平成23年	1,068	631	3,136	4,598
直近2年の増減率（%）	△2.0	△7.5	△5.0	△6.8
H14年からの増減率（%）	△6.2	△24.8	△15.4	△19.1

(出所) 厚生労働省平成23年度患者調査より

図表1-5 新入院患者数

(単位：千人)

年度	総数	一般病床	精神病床	療養病床
平成14年	13,572	12,889	210	315
平成17年	14,123	13,338	235	394
平成20年	14,273	13,524	247	362
平成23年	14,821	14,076	253	356
平成25年	15,215	14,452	256	366
直近2年の増減率（%）	2.7	2.7	1.2	2.8
H17年からの増減率（%）	7.7	8.4	8.9	△7.1

(出所) 厚生労働省　病院報告より

る。つまり高齢者は増え入院受療圧力は高くなったが、年齢層ごとの病院に入院する日数が減っており、総体としては受療率が低下してしまったということを意味する。

これをもって医療需要が増加したというのであろうか？　新入院患者数自体の増加が医療需要増だという意味ならば、**図表1-5**に記載のとおり、平成17年から平成25年の8年間で単純計算で8.4%（一般病床）の増加でありそれほど大きな増加ではない。

（4）入院受療率低下の要因

　入院受療率は一定時点での人口10万人対入院患者数を意味するが、病院ではこのような全体としての平均的な比率を検討する意味があまりないため、近似的に病床利用率を検討する。病床利用率とは病床が許可病床または使用可能病床に対しどれだけ使用されているかということを意味する。

　ただし、病床利用率は病床数の増減にも影響される比率である点に留意が必要である。病床数が少なくなると、需要が一定ならば病床利用率が上昇するという関係にある。現状では病床数は少し減少傾向にあり、病床利用率を少し上げる傾向があるはずであるが実際は逆に大幅に低下している。別の主たる変動要因があり検討が必要である。

　ここ数年であるが、今までどおりの方針で経営していると超急性期の病院の病床利用率の変化が激しくなっており、病床利用率が大幅に減少する月が発生して、単価の上昇ではコストの増加を賄えない状況との話を聞くことが多くなった。本来は平均在院日数の減少による入院単価の上昇と新入院患者数の増加により利益を確保するはずであるが、思った以上に病床利用率が下がってしまった、または新入院患者が思ったほど増加しなかったことを意味する。なお、入院期間が短くなればなるほど季節等による変動が大きくなることも影響しているものと想定される。

　これは医療需給の観点からは、どのような状況であろうか？

（病床利用率が低下する主な要因）

① 平均在院日数の短縮
② 介護・在宅系施設の充実
③ 健康意識の向上
④ 地域における人口動向等及び受療動向の影響

① 平均在院日数の短縮

　厚生労働省政策に沿って、毎年平均在院日数を短縮すべく鋭意努力している病院が多いようである。なお、新入院患者増加対策がうまく連動して機能していないため、結果として利益が減少する可能性がある。

　ただし、平均在院日数の短縮をしない政策は、将来の収益力悪化要因（将来の単価低下、次年度のDPC係数の低下）ともなるため、世間並み以上の短縮は必要と考える。

② 介護・在宅系施設の充実

　医療政策的には個人負担の多い有料老人ホーム、サービス付き高齢者専用住宅の増強を実施しており、また介護特別養護老人ホーム、介護老人保健施設、各種介護施設、軽費老人ホームなども市町村中心に増強を図っている。

　病院より費用が少なく、かつ個人負担が多くなる体制であり、また在宅復帰の推進の一環としての位置づけであるが、厚生労働省としては介護費用の増加が大きくなってきており、個人負担が少ない施設は何らかの対策、制約及び引き締めがなされるものと考えられる。具体的には老人保健施設、特別養護老人ホームなどの自己負担額のアップ、介護必要度等の制約である。

　なお、入院医療としては長期入院への制約として在宅復帰率の要件強化、単価誘導等が実施されている。

③ 健康意識の向上

　メディア等による広報活動により日本人の健康に対する意識が変化しており、結果として受療率を引き下げている可能性がある。このような傾向は長期かつ強化される傾向にあり、将来予想より需要水準が低くなる可能性がでてくるポイントともなる。平成26年受療調査（H27年11月公表予定）

に留意する必要がある。その際のポイントとしては5歳ごとの受療率の過去からの変化の幅の傾向であり、静的な分析方法である26年度時点のみを見て判断してはいけない点にある。

④ 地域における人口動向等及び受療動向の影響

　地域ごとに人口動向、人口構成の変化等異なる傾向がある。また、一定日における入院・外来患者の数を捉えた受療率も各地域ごとに異なる。

　このような中、今後の医療需要は国全体では大幅に増加し、概ね二十数年後から減少していくといわれているが、地域によってはその間に大幅な需要減少が発生している可能性が高い。また病床の種類によっても必要数が異なる点に留意が必要である。

　医療需要が大幅に増えるといわれている関東中心部でも地域特性、医療内容などによって大きく医療需要状況は異なるのである。政府等のアナウンスメントをより詳細に分析しなければ、今のままでは経営上安全とはいえない状況である病院も少なからずあることを意味する。

(5) 受療率の低下…数値での分析

　受療率は全般的な比率である。病床の稼働が低下する要因を分析する上で、病院の立場で検討すれば、病床利用率の低下を中心とした分析をしたほうがよいであろう。関連する平均在院日数、新入院患者数及び病床数の増減で検討してみる。

　下記のデータをもとに「一般病床」で概略的に解説する。

病床利用率が4.9%減少した要因（図表1-6：H17年からの増減率）

（マイナス要因）
　　・平均在院日数13.1%減少（図表1-7：H17年からの増減率）

（プラス要因）
・新入院患者数8.4%増加、病床数0.8%減少（既存病床にはプラス要因）
（図表1-8、1-9：H17年からの増減率）

その他統計上の誤差1%

　一般病床では平均在院日数が大幅に低下し、新入院患者数の増加でカバーしたが稼働の低下となった。この稼働の低下に見合う単価の増加がどの程度発生したか、さらに短期入院化にともなう費用の増加がどの程度であったかについての公的な情報は今のところ不明である。各法人にとっては個別に検討可能であり、事実関係を確認しておくことが経営管理上重要である。

　病床利用率は徐々に低減しており、平成17年からの8年間で一般病床4.9%減、精神病床3.7%減、療養病床3.7%減と減少傾向であり、平成25年の一般病床では75%台まで低下した。このデータは許可病床数（実際使用数より少し多い）をベースとしているため実際の利用率は上記より少し高くなるが、それでも80%未満と推定される。病院は建物を建て直すと医業収益に近い投資が必要な設備産業であり、稼働率が80%を切ることは効率性の観点からは疑問（低すぎる）がある水準である。

　なお、精神病床、療養病床を含め全病床がマイナス傾向であり、病院の稼働が落ちていることを意味する。

　平均在院日数は大幅に低下している。平成17年からの8年間で療養病床のみ2.6%と微減であるが一般病床13.1%減、精神病床14.4%減と大幅な減少である。また直近2年間でもその傾向は変化がないが、療養型が一般病床と同様の減少幅となっている。

　新入院患者数は大幅に増加している。平成17年からの8年間で療養病床のみ7.1%減であるが一般病床8.4%増、精神病床8.9%増と大幅な増加である。また直近2年間でもその傾向は変化がないが、療養型が増加に転換

図表1-6　病床利用率

(単位：％)

年度	総数	一般病床	精神病床	療養病床
平成14年	85.0	80.1	93.9	94.1
平成17年	84.8	79.4	92.7	93.4
平成20年	81.7	75.9	91.5	90.6
平成23年	81.9	76.2	90.6	91.2
平成25年	81.0	75.5	89.3	89.9
直近2年の増減率（％）	△1.1	△0.9	△1.4	△1.4
H17年からの増減率（％）	△4.5	△4.9	△3.7	△3.7

（出所）厚生労働省　病院報告より
増減率は各年度の数値の単純な比較で算定している。

図表1-7　平均在院日数

(単位：日)

年度	総数	一般病床	精神病床	療養病床
平成14年	37.5	22.2	424.9	179.1
平成17年	35.7	19.8	374.7	172.8
平成20年	33.8	18.8	349.4	176.6
平成23年	32.0	17.9	332.2	175.1
平成25年	30.6	17.2	320.9	168.3
直近2年の増減率（％）	△4.4	△3.9	△3.4	△3.9
H17年からの増減率（％）	△14.3	△13.1	△14.4	△2.6

（出所）厚生労働省　病院報告より

し一般病床とほぼ同様の増加幅となっている。

　病床数は低下している。平成17年からの8年間で一般病床0.8％減、精神病床4.0％減、療養病床7.9％減と減少傾向である。また直近2年間でもその傾向はあるが一般病床と精神病床は減少幅が少し大きくなっている点に留意が必要である。

　結果として、平均在院日数幅が継続して大きいため、病床利用率は継続して低下している。

図表1-8　新入院患者数（図表1-5再掲）

（単位：千人）

年度	総数	一般病床	精神病床	療養病床
平成14年	13,572	12,889	210	315
平成17年	14,123	13,338	235	394
平成20年	14,273	13,524	247	362
平成23年	14,821	14,076	253	356
平成25年	15,215	14,452	256	366
直近2年の増減率（％）	2.7	2.7	1.2	2.8
H17年からの増減率（％）	7.7	8.4	8.9	△7.1

（出所）厚生労働省　病院報告より

図表1-9　病床数

（単位：千病床）

年度	総数	一般病床	精神病床	療養病床
平成14年	1,641	973	356	292
平成17年	1,629	904	354	356
平成20年	1,612	910	350	340
平成23年	1,586	900	345	331
平成25年	1,575	897	340	328
直近2年の増減率（％）	△0.7	△0.3	△1.4	△0.9
H17年からの増減率（％）	△3.3	△0.8	△4.0	△7.9

（出所）厚生労働省　病院報告より

　なお、病床利用率についてDPCデータ（平成25年まで）では、ほぼ変化がない点に留意が必要である。DPC病床は毎年大幅に増加しており、単純には比較できないが、大規模病院は別の観点で見る必要がある。

（6）地域特性

　最後に検討すべきは地域特性であり、個別の法人にとっては最も重要な

図表1-10　高齢者の増加率　東京都

項　目	2010年	2015年	2020年	2025年	2030年	2035年	2040年
総数	13,159,388	13,349,453	13,315,321	13,178,672	12,956,522	12,662,691	12,307,641
(再掲) 65歳以上	2,679,265	3,077,320	3,240,999	3,322,479	3,497,774	3,770,269	4,117,563
(再掲) 75歳以上	1,234,084	1,472,516	1,712,462	1,977,426	2,033,234	2,028,201	2,139,104
総人口の増加率 (%)		1.4	−0.3	−1.0	−1.7	−2.3	−2.8
65歳以上増加率 (%)		14.9	5.3	2.5	5.3	7.8	9.2
75歳以上増加率 (%)		19.3	16.3	15.5	2.8	−0.2	5.5

図表1-11　高齢者の増加率　高知県

項　目	2010年	2015年	2020年	2025年	2030年	2035年	2040年
総数	764,456	729,679	693,347	654,741	615,642	576,136	536,514
(再掲) 65歳以上	220,334	241,147	246,367	241,572	233,332	223,106	219,575
(再掲) 75歳以上	121,617	127,176	133,554	148,849	151,572	146,078	137,767
総人口の増加率 (%)		−4.5	−5.0	−5.6	−6.0	−6.4	−6.9
65歳以上増加率 (%)		9.4	2.2	−1.9	−3.4	−4.4	−1.6
75歳以上増加率 (%)		4.6	5.0	11.5	1.8	−3.6	−5.7

要素である。事例として、最も高齢化が遅いグループの代表である東京都と、逆に最も高齢化が進んでいるグループの代表である高知県の高齢者の平成22年（2010年）からの増加率を見てみよう。

　5年ごとの増加率を表示しているが、高知県では2020年に65歳以上増加率は2.2％程度になり、その後はマイナスとなる。2015年と2025年で比較すれば総人口はマイナス74千人、75歳以上プラス21千人であり高齢者の入院受療率が平均の概ね4倍であることを考慮すれば入院医療需要はほぼ維持であるものと推定される。

　東京都は2020年では5.3％と大幅な増加ではないが、75歳以上で16.3％増加しており、その後も2025年までは需要は大幅に増加することが予想される。しかしその増加率について、医療需要への影響が大きい75歳以上では、2015年までが最大であり、徐々に低下傾向にある点に留意が必要である。

なお、2015年と2010年との比較（ほぼ実績比較）においては両地域とも大幅な高齢者増加があるにもかかわらず、病床数は減少傾向にあることから大幅な利益が発生したというより、赤字、医師不足等の理由により倒産、廃業の法人が多かったものと考えられる。

前節の「東京圏高齢化危機回避戦略」で説明したとおり、関東中心部（東京、埼玉、千葉、神奈川）での75歳以上の人口増加数は過去10年間の実績と今後の10年間の予定数で大きな差異がないことがポイントであり、厚労省の政策次第では東京近郊でも新入院患者数不足を感じる病院が少なからず発生する余地がある。

また直近の高齢者増加率よりも今後は低い増加傾向になる予定である。政策誘導により平均在院日数の減少が今までの比率で実施されれば、さらに不安定な状況も十分に想定される。また、人気のある強い大規模病院はその影響を受けることが少なく、弱い病院（特に中小病院）ほど外部環境の変化に弱いものと推定される。中小病院では各病院ごとの将来に対する対策が望まれる所以である。

（7）経営政策上のポイント

- 平均在院日数短縮による単価上昇のみでは赤字になる可能性

- 新入院患者数の増加がポイント

- 設備産業であり、稼働率の継続的な低下は利益に対して悪影響

- 地域、時期によっては入院期間短縮に見合う新入院患者が不足する場合がある
    時期は思ったより近い
    したがって、法人ごとに情報を整理し、作戦を考えるべきだ！

4　医療需要の動向（入院医療を中心として）　37

・人気のある大病院ほど外部環境の変化に強い
　　しわ寄せが中小病院に来る可能性あり

（8）新入院患者の再考（参考）

　平成27年2月までのデータで新規入院患者数と入院・外来受診延日数を確認してみる。

　資料は厚生労働者「最近の医療費の動向-MEDIAS-」による。

図表1-12　医科入院推計新規入院件数の伸び率（対前年度期比）

（単位：％）

	医療保険適用 75歳未満	医療保険適用 75歳以上
平成22年度	0.5	5.2
平成23年度	▲0.2	2.6
平成24年度	0.0	2.1
平成25年度	0.0	1.7
4～9月	0.7	3.3
10～3月	▲0.6	0.2
平成26年度4～2月	0.5	2.5
4～9月	0.6	1.7
10～2月	0.2	3.5
1月	0.1	5.1
2月	▲1.4	2.8

図表1-13　医科入院受診延日数の伸び率（対前年度期比）

（単位：%）

	医療保険適用 75歳未満	医療保険適用 75歳以上
平成22年度	▲1.7	2.8
平成23年度	▲1.8	0.6
平成24年度	▲1.9	▲0.4
平成25年度	▲1.6	0.4
4～9月	▲1.6	0.9
10～3月	▲1.6	▲0.1
平成26年度4～2月	▲1.6	▲0.0
4～9月	▲1.6	▲0.7
10～2月	▲1.7	0.8
1月	▲1.8	1.8
2月	▲1.8	1.0

図表1-14　医科入院外受診延日数の伸び率（対前年度期比）

（単位：%）

	医療保険適用 75歳未満	医療保険適用 75歳以上
平成22年度	▲0.4	0.5
平成23年度	▲1.0	1.3
平成24年度	▲1.6	0.4
平成25年度	▲2.0	0.3
4～9月	▲0.9	1.4
10～3月	▲3.0	▲0.8
平成26年度4～2月	▲0.7	▲0.2
4～9月	▲1.1	▲0.5
10～2月	▲0.2	0.1
1月	2.2	0.2
2月	▲1.5	2.7

　以上のとおり、最近においても今までの傾向に変化はなく新規患者が少し増加したが入院延日数は減っている（病床利用率の低下）。75歳以上の患者でさえ入院延日数増加とはいえない状況である。

5 経営戦略の概要と課題

(1) 経営戦略の勧め

　以上のような大きな課題に対処するには長期を視野に入れた経営改善対策ともいえる経営戦略が有効である。

　詳細は第3章で記載するが、概略は下記のとおりである。

経営戦略とは？

内部環境（人・物・金）を理解する
外部環境（脅威、機会）を理解する

⇩

長期（短期も含む）の方針を立てて、競合他法人に「勝つ」こと
かつ、長期的に勝つこと

---

① 内部環境
　・病院の職員（人）、土地・設備（物）、金（財務的な力）の強みと弱み

② 外部環境（脅威であり、かつ機会）
　・厚生労働省の政策
　・地域人口の年齢別動向
　・地域の受療傾向
　・地域の健康意識の変化傾向

(2) 経営戦略の課題

　将来の人口動向、受療動向を考えると、競争が激しくなる時代が目の前まで近づいてきている地域が多数ある。また、厚生労働省の需要増加対策の内容によっては比較的安全といわれる関東地域でも強い病院と弱い病院との格差が大きくなる可能性は相当高いものと考えられる。

　長期的な対策をとることが望まれる所以である。また現状でも経営戦略を策定し実行している病院、病院グループは少なからずある。具体的な将来目標を掲げ、順次改善、向上している法人との格差が広がってしまってからでは遅い。速やかに取り組むべきである。

① 実行のための考え方…BSC（バランススコアカード）

　経営戦略を検討したが、実績が上がらない、具体性がないなどの意見が多い。経営戦略の実行における問題点であるが、そのためバランススコアカード（BSC）方式による各部署へのテーマを明確にするという方法が発案されており有効な方法ではある（第3章参照）。

　しかしその内容は難解であり、理解するためには相当な努力が必要であり、実績をあげているところは少数派である。ただし、頑張れば効果が上がりやすい内容である。筆者はこの考え方が好きであるが、理解していないと効果がかなり低くなる点が難点である。

② 病院での経営戦略導入失敗の要因

・経営戦略ということ自体が元々難しいもの…準備不足
・学者の本などで学ぶ…実務感覚と違う面
　　（学問的な記載内容と大会社の事例…理解が難しい）
・コンサルタントの本で学ぶ…大企業中心であり理解が難しい
・理解できるスタッフの不足

> ・現状からの変革…日常の改善ができなければ不可能
> ・成功体験による認識の歪み…基礎情報は理解できているとの誤認識

(3) 具体的対策

　過去に経営改善等の活動を実施し、その効果がなかった、または効果が小さかったと感じた病院が多数と考えられる。このような病院は改善に対する実行力がないという意味で、経営戦略を策定する必要条件を満たしていないともいえる。

　良かれと思い考えたことを実行するには、重要なことほど過去の習慣を崩す必要があり、また医師、看護師の強い協力が必要である場合が多い。関係者の理解を進め、協力して初めて改善は有効に実行されるのである。経営戦略は経営の根幹にかかるものであり、より重要な変革を要求、実行することも多いため、日常業務において重要な問題を改善していく力がない限り目的を達成することはできないものと思われる。

　このような病院は改善に対する実行力をつける必要があり、まず目の前にある重要課題を2～3つ十分にクリアしてから経営戦略に取り組むことが望まれる。

　また、十分な改善ができないということは、その内容、問題点、他の問題との影響などの情報をつかんでいないということをも意味する。経営戦略で必要とされる人・物・金の内部環境を十分に調べることができないということであり、その場合、経営戦略自体が中途半端に作成される可能性が高くなる。

（実現可能な戦略策定のために取り組むべきこと）

経営戦略への道

・目の前の重要課題を複数クリアする
　（関連する部門との調整、修正を含む）
・内部情報（人・物・金）を強み、弱みの視点で、改めて認識し直す

⇩

経営戦略策定スタート

　このため本書では第2章で日々の経営改善に関する情報、テクニックを記載し、第3章で初めて経営戦略、第4章で財務戦略を取り上げることにしている。改善及び経営戦略についてできる限り平易な表現になるよう努めているが理解を容易にするため、正確な表現をしていない点もあることに留意してほしい。

　なお、経営改善は人・物・金の経営資源に影響を与える可能性があり、本来経営戦略の中の短期の戦術ともなるべきものである。したがって、大きな経営戦略の考え方に基づき微調整をすべきものである。ただし、ここでは経営戦略に進むための入り口として改善（戦術）を記載しているため、経営戦略の考え方に基づく微調整についてはほとんど触れていない。

　なお、以下に参考資料として「受療率」の年齢別推移表、年齢別人口統計、介護施設入所者数・利用率の推移表を掲載する。

(参考データ)
図表1-15　受療率　年齢別推移

(単位：人口10万人対入院患者数（10月1日の入院患者数）)

年度	総数	35〜64	65歳以上	別掲 55〜59	別掲 60〜64	別掲 65〜69	別掲 70〜74	別掲 75歳以上
平成11年	1,170	943	3,909	1,262	1,644	2,148	2,839	6,072
平成14年	1,139	839	3,708	1,118	1,444	1,910	2,640	5,684
平成17年	1,145	775	3,639	1,036	1,344	1,772	2,501	5,487
平成20年	1,090	682	3,301	950	1,209	1,565	2,202	4,935
平成23年	1,068	631	3,136	854	1,135	1,445	2,007	4,598
直近2年の増減率（％）	△2.0	△7.5	△5.0	△10.1	△6.1	△7.7	△8.9	△6.8
H14年からの増減率（％）	△6.2	△24.8	△15.4	△23.6	△21.4	△24.3	△24.0	△19.1

入院総数に対する影響　減少要因　・受療率の低下………健康意識の向上、不況、自己負担の増加など
　　　　　　　　　　　　　　　　　平均在院日数の減少
　　　　　　　　　　　増加要因　・高齢比率の増加……高齢になるほど受療率が高い
(注意点)　高齢になるほど受療率が高くなるが、死亡率も高くなる
(出所)　厚生労働省平成23年度患者調査

図表1-16　年齢別人口

(単位：千人（高齢者比率　％）)

年度	総数	14歳まで	15〜65	65歳以上	別掲75歳以上	高齢比
平成14年	127,767	17,521	84,092	25,672	11,627	20.1
平成17年	127,768	17,585	84,422	25,761	11,639	20.2
平成20年	127,692	17,176	82,300	28,216	13,218	22.1
平成23年	127,799	16,705	81,342	29,752	14,708	23.3
平成24年	127,515	16,547	80,175	30,793	15,193	24.1
平成25年	127,298	16,390	79,010	31,898	15,603	25.1
直近2年の増減率（％）	△0.4	△1.9	△2.9	7.2	6.1	
H17年からの増減率（％）	△0.4	△6.8	△6.4	23.8	34.1	
参考						
平成26年	127,083	16,233	77,850	33,000	15,917	26.0
直近2年の増減率（％）	△0.3	△1.9	△2.9	7.2	4.8	
平成14〜25年増加率（％）	△0.4	△6.5	△6.0	24.3	34.2	

(出所)　総務省統計局「国勢調査」より

図表1-17 介護施設入所者数・利用率推移

年度	介護老人福祉施設（特養）			介護老人保健施設（老健）			介護療養型医療施設		
	施設数	入所者数	利用率(%)	施設数	入所者数	利用率(%)	施設数	入所者数	利用率(%)
平成14年	4,870	326,159	98.6	2,872	233,740	91.7	3,903	126,865	92.0
平成17年	5,535	376,328	98.2	3,278	269,352	90.5	3,400	120,448	92.7
平成20年	6,015	416,052	98.4	3,500	291,931	91.5	2,252	92,708	93.4
平成23年	5,953	420,827	98.4	3,533	293,432	92.2	1,711	71,377	93.9
平成24年	6,092	429,415	97.8	3,710	301,539	90.8	1,644	67,531	92.6
平成25年	6,212	439,737	97.9	3,683	299,885	91.2	1,509	60,429	92.2
直近2年の増減数	259	18,910		150	6,453		−202	−10,948	
直近2年の増減率（%）	4.4	4.5		4.2	2.2		△11.8	△15.3	
H17年からの増減率（%）	12.2	16.8		12.4	11.3		△55.6	△49.8	

第 2 章 経営改善

ここでは主要な経営改善項目を取り上げ、どのように改善すべきかについての示唆をすることにする。改善ポイントは他にも多数あるが、以下では、経営改善の主力である事務長に焦点をあて、問題への理解を深めることに効果が高いと思われる項目を取り上げている。

　経営改善は、経営戦略を実行に結びつける前提となるものであり、また実行部隊の実行力と調査能力を向上させるための活動でもある。少なくともここで取り上げたの項目のうち3つ（大項目）以上は満足のいく状況であることが、第3章（経営戦略）に進むための条件と考えてほしい。

　なお、それぞれが大変に手間がかかる項目なのだが、簡潔に記載した。改善は気づいたときから、事実・状況確認して、各病院の実態に即した対策を実行することが必要である。ここでは、あえて詳細な記述をしていない。

1 保険請求関係

　医事課の業務は、①患者受付、②診療記録（カルテ）管理、③会計、④保険請求の業務に分けられる。大病院では外来医事と入院医事の部門に明確に分けられていることが多いが、中小病院では効率性の問題で兼務している場合もあるようである。

（1）請求業務の概要と問題点

　医事課における最も重要な業務は保険請求業務であり、医療行為を現金化するための業務である。また医事課のみならず医師、看護師等の医療スタッフの協力が必要不可欠であり、売上の大部分に関与する病院の経営を左右する重要な業務である。特に入院医事については専門的な知識が必要であり、より多くの診療部門との関わりが強く、金額的にも重要な業務である。

　毎月末で締めて、翌月10日までに請求するため医事課の職員は月末から

図表2-1　医事課の業務

① 患者受付業務 　　診療予約 　　入退院受付 　　情報伝達	② カルテ管理業務 　　カルテファイリング 　　カルテ保管
③ 会計業務 　　診療費の会計 　　診断書の受付と依頼	④ 保険請求業務 　　レセプト作成 　　各保険者への請求

図表2-2　返戻査定状況

件数　　　　　　　　　　　　　　　（単位：千件）

項目	社保	国保	計
総件数	596,773	640,222	1,236,995
返戻	2,610	1,646	4,256
割合	0.44%	0.26%	0.34%
査定	5,027	3,524	8,551
割合	0.84%	0.55%	0.69%

点数　　　　　　　　　　　　　　（単位：百万点）

項目	社保	国保	計
総点数	1,081,202	124,338	1,205,540
返戻	28,654	19,436	48,090
割合	2.65%	15.63%	3.99%
査定	2,168	2,065	4,233
割合	0.20%	1.66%	0.35%

翌月10日までは、非常に忙しい時期になる。

　保険請求業務での主たる問題点は、返戻及び査定に関するものであり、同じ内容での返戻及び査定を繰り返さないことがポイントである。

　下記では正確な売上額の把握、本部への報告、医事課内の教育の面で説明する。

（2）請求対策

① 毎月の売上額を正確に把握する。
　（実施すべき項目）
　　・当月稼働請求リストの作成
　　　　通常の請求明細である。
　　・当月稼働未請求リストの作成

仕事はしているが何らかの理由で請求していないリストであり、できる限りシステムで出力することが牽制上効果的である。

なお、未請求理由を添付する。

・当月再請求額リストの作成

過去の請求に関する返戻などの再請求分を明確に区分して明細を作ることが重要である。これにより2カ月後の入金管理業務を有効に機能することが可能となる。

まず当月売上高及び請求額を正確に把握することが基本である。この点を明確にすることにより過誤返戻等による入金遅れとなった金額が確定するものであり、重要な手続である。その際には、医事課に対する牽制として、できる限りシステムから直接出力される（加工されていない）帳票を使用することが望まれる。

② **上記の返戻等に関する事由がわかる一覧表を作成するとともに、返戻等内容を詳細に分析し、事務長へ毎月報告する体制を作る。**

この一覧表のポイントとしては返戻事由別に分類することであるが、最初は大変な作業を要する。しかし、管理が良くなっていけば徐々に負担が少なくなるものである。

また、医事担当者は、過誤返戻内容について、担当医師に直接確認し、症状詳記などの依頼、その後の対策などを相談する体制が望まれる。

③ **医事職員の教育、方針の伝達強化**

入院担当を中心にして、継続的な勉強会を実施する。実施に際しては前月の返戻等の結果報告とそれに対する対応方法を検討かつ指導し、医師に対する対応方針を明確にすることが重要である。重要な場合は事務長への報告、事務長から医局への依頼、さらには理事長から医局への依頼をもす

ることが大事である。

　未収金の管理でも同様であるが、どんなに忙しくても問題を先送りにしないことが重要である。特に改善初期においては、医師及び医局の理解を得るための努力は極めて大変な業務となる。意識の改善が行われてしまえばそれほど大変ではなくなることに留意して、最初の短期間に鋭意努力することが重要である。また、医師は医事請求内容をよく理解し丁寧に対応する医事課職員には、スムーズに対応する傾向がある。継続的な勉強会、医事課内での意見交換が重要となる所以である。

　なお、外来担当者はどちらかといえば定例的な業務になりやすい。レベルアップしたいがその機会がない、また知識が不足して新しい業務への取り組む勇気が湧かないなどという職員の動機づけの問題が発生しやすい。入院請求業務に関する勉強会を外来担当者向けに定期的に実施するなど、医事課内の教育プログラムを検討していくことが望まれる。

（3）医業未収金管理

　保険請求業務では窓口請求に関する回収という業務も重要である。診療報酬の10～30％である一部負担金の未収金回収に関する管理の問題である。

　内訳を件数でみると「外来」の方が多いが、金額でみると圧倒的に「入院」で発生している未収金の影響が大きい点が特徴である。

（改善方法）
・毎月、未収金リスト（延滞リスト）を作成し事務長へ報告する。

・請求書に記載されている入金予定日を超えた一定日に、必ず連絡を取る体制を作る。

一定日はできる限り早い方が良い。支払者は必ず支払いに関する優先順位を付けているはずであり、催促が早い方がその順位を上げる傾向にあるため、延滞したら素早く対応することが一番重要である。

当該業務の経済的効果という観点では、古い債権を回収するより新たな不良債権を発生させない対策を優先する方が有効かつ手間が少ない場合が多いことに気づくべきである。

・催促の経過を必ず資料として残す。

システムでは難しい部分であり、台帳を作る方法、請求控えに記載していく方法、カルテに記載する方法などがあり、合理的な方法で実施すればよい。なお、税務上においてこの記録がなくて、貸倒処理する場合は否認される可能性が高くなる点に留意が必要である。

・重要先、問題先などについては適時に上司、事務長等の支援を受ける。

・一部負担金減免制度の周知、生活保護申請の支援等の相談体制を整備し、窓口担当者に周知徹底する。

・貸倒れについてのルールを作成し、理事長決済とする。

なお、医事課は、請求業務を行う部署であるため病院の収入に関する重要なデータや患者数に関するデータがあり、その資料をいかに分析及び使用するかが重要である。

これは医事課の経営管理業務面であるが、概して医事課はきちんと請求すればよいとの意識が強い部門である。本来は病院の売上そのものに関する心臓部ともいえる部門であり、経営に必要な情報の宝庫である。活用す

図表2-3　前期比較表

(単位：千円)

項　目	H27.4	H27.5	H27.6	H27.7	当期累計	H26.7累計	増減額
医業収益	152,915	155,322	175,581	143,512	627,330	620,112	7,218
材料費	20,620	24,394	24,191	18,808	88,013	87,002	1,011
人件費	94,788	89,160	90,845	87,063	361,856	358,200	3,656
その他経費	34,002	31,928	35,208	45,022	146,160	147,023	−863
医業費用計	149,410	145,482	150,244	150,893	596,029	592,225	3,804
医業利益	3,505	9,840	25,337	−7,381	31,301	27,887	3,414
医業外収益	3,109	2,985	2,753	2,914	11,761	11,200	561
医業外費用	674	6,184	710	644	8,212	5,421	2,791
経常利益	5,940	6,641	27,380	−5,111	34,850	33,666	1,184

べきであろう。

　経営報告資料としては、前年同月との比較表（例：図表2-3）を作成している病院を多々見かけるが、同月比較のみでは前年度自体で特別な要因がある場合など、本来の特殊要因が見えにくくなるときが多い。

　例えば、前年度は医師が一時的に不足していた月があったため、前年度の売上の一時期は通常月より少なく計上されている場合、当年度と比較すれば当年度が普通であるにもかかわらず業績が良く見えるということが起きる。大きな変化は記憶でカバーできるが、細やかな変化が複数ある場合については、その変化に気づきにくいものである。

　売上（医業収益）の長期間の推移表（例：図表2-4）を作成することにより解消されるものであり、また、それに医事課としての毎月のコメントを付けるようにすることが重要である。一般的には経理が説明するのであるが、経理のコメントは知識不足の影響で単純なものが多く改善には向かいにくいという傾向があるためである。

　さらに前年同月に比べ減少した、または増加したということよりも、ここ何年で増加傾向なのか減少傾向なのかなどの大きな経営活動の動き（推移）を見ることも経営上重要である点に留意が必要である。

図表2-4　医業収入額推移

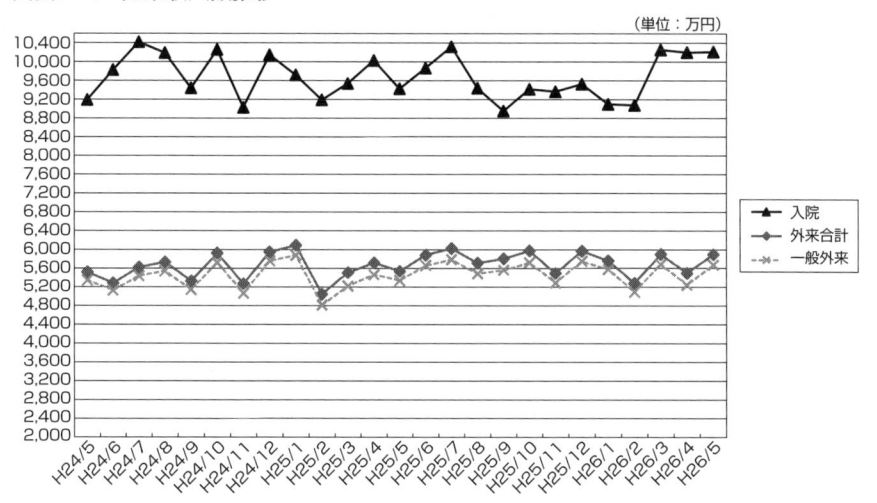

2 薬剤関係

　院内処方か院外処方かで人員数などに増減はあると思われるが、3年前から薬剤師も修業年限が6年制になり人員の不足が大きな問題になり、その後も継続して不足状況が続いている。

　薬剤師の不足については、中小病院では特に重要な問題であり、その充足が経営の課題となっている病院が多数あるものと推定される。

　「施設、業務の種別にみた薬剤数」を下記に記載するが、やはり薬剤師総数に関して、薬局への従事者が過半数を占めている状況である。

(1) 指導管理料等請求関係

　このような人員不足の状況の影響もあり、平成24年度診療報酬改定による薬剤師を大量保有する必要がある病棟薬剤業務実施加算を採用できない病院が多数派である。他にも、がん患者指導管理料、外来化学療法加算な

図表2-5　薬剤師の構成

項目	平成22年 薬剤師数	平成22年 構成割合	平成24年 薬剤師数	平成24年 構成割合
総数	276,517	100.0%	280,052	100.0%
男	108,068	39.1%	109,264	39.0%
女	168,449	60.9%	170,788	61.0%
薬局従事者	145,603	52.7%	153,012	54.6%
病院・診療所従事者	52,013	18.8%	52,704	18.8%
大学の従事者	7,538	2.7%	5,249	1.9%
医薬品関係企業の従事者	47,256	17.1%	45,112	16.1%
その他	24,083	8.7%	23,960	8.6%

図2-6　薬剤師業務

```
                    ┌─────────────────────┐
                    │ 外来業務            │
                    │   調剤              │
                    │   外来患者の情報提供 │
                    └─────────────────────┘

┌─────────────────────┐           ┌──────────────────────────┐
│ 病棟業務            │           │ DI業務                   │
│   入院患者の情報提供 │           │   製薬会社のMRや文献から │
│   点滴用意、無菌製剤 │           │   薬剤についての情報収集 │
│                     │           │   ⇒ 医師等への情報提供  │
└─────────────────────┘           └──────────────────────────┘
```

ど多数の項目があるが、活動の指標となる病棟での「薬剤管理指導料」についても全国平均で指導可能数量の20％台という低水準になっており、80％超える積極的な病院もあり、消極的な病院とで指導管理に大きな違いが発生している。

　このような場合、協力を得るためには病院の置かれている状況、地域特性、政府の政策、損益状況などの情報をよく吟味し、またわかりやすい形にして根気よく説明し、賛同を得ることが重要である。

　また、入院患者に対する指導管理の本来の実施可能回数と実際回数などを比較した資料を提示するとさらに効果が大きくなる傾向にあること、また入院期間が短くなっており、入院後早期（目標：入院日開始）に開始すること重要であり、そのため入院情報の共有化がポイントとなる。なお、中小病院ではシステム設定する必要なく、人海戦術のほうが効果が大きいこともあり、創意工夫が重要である。

（2）薬剤仕入、払出管理

　薬剤部が管理する医薬品費の支出額は、病院の支出のうち約15～20％を占めており経営上非常に重要な位置づけになっている。
　病院内で必要な、医薬品の購入契約、発注、入庫、払出しまでの流れを

行うため、病院内で使用する医薬品を適時在庫管理できるよう、使用実績等に基づいた適切な発注量を算出していくことが重要である。ただし、中小病院では払出しのみシステム処理し、入庫をデータ処理していない病院も多い。管理薬剤師等の個人的な手腕に依存する体制ともいえるものである。できればシステム管理へ移行したいところであるが、損益の関係でデジタル化できない場合は下記の対策も一案である。欠品、期限切れ等の発生の原因ともなる重要項目である。

（対策）
・薬の品目別に適正在庫量等を定めて自動発注的な扱いとする方法
　　まず品目ごとに発注カードを作り、発注すべき数量と適正在庫量を記しておき、発注すべき数量となった場合に一定数量を注文する方法である。
　　また、できればオンライン発注に切り替えることが望ましい。卸業者はシステム等を無償提供することが多い点もメリットである。
・月初に発注する方式の採用
　　月間の医薬品使用量は概算では予想ができるものであり、これを利用し月初にまとめて薬品を調達する方法である。表計算のエクセル等で過去の履歴等を記録し、受払管理する。毎月在庫データを長期間の推移を眺めて行くと月間使用量が医薬品ごとに明確になってくる。この使用の流れをつかみ翌月の発注を実行するという構造である。
　　エクセル等の表計算ソフトであれば後でソートして、卸業者ごとに発注表を出すこともできる。

なお、最近では大病院が中心ではあるがオーダリングシステムの導入によりデータ上の薬剤在庫管理を実施する病院が増加している。その場合、受払いはシステムで管理可能ではあるが、破損、逸失等の医薬品が必ずあ

るため実際に在庫確認をすることが必要になる点に留意する。

　またオーダリングシステムは医事請求をもとに作成されているものが多いため、包括方式になる病棟の薬剤の指示や指示中止による廃棄について集計できないものもある点に留意が必要である。

　医薬品等の使用量に関しては適切に病院の収入になっているのかという問題もある。電子カルテを導入していても実際の払出しとの差異が発生する可能性があり、また導入していない病院は薬品収入に関する請求漏れや使用量の単位相違の確認の問題はあり得る。この確認業務は、毎年実施するのではなく、医事課と連携して臨時の特別調査をすることにより薬局への牽制を図ることが重要である。なお、医薬品に限らず医療材料にもいえることである。

（3）薬剤の選定

　DPC、回復期リハビリ病棟、療養型病棟など、薬が原則として̇ま̇る̇め̇となる施設が急激に増加している。また、厚生労働省は経済的な理由によりジェネリック使用を誘導する政策を強化し続けている。この場合の改善点は下記のとおりである。

　（薬事委員会での検討すべき事項の見直し）
・従来から提唱されている方法は、新しい薬品を入れたらその分だけ既存の薬を除外して、保有する薬品品目に制限を置くものであり、薬品管理面での効用が主な目的である。
・最近の中心となる方法…ジェネリック薬品使用割合を上げる対策を優先すること
　　原則として、まるめの病院では、ジェネリック薬品使用により概ね該当部分の50％強の仕入原価引下げとなる点に注目する。

・ジェネリック薬品対象外の薬品についての対策
　　請求できない薬品のリストを作成し、適正使用量、代替薬品などの議論をすることにより薬品仕入れを抑制する。

（薬品の経営管理上の分類）
・出来高請求できる薬品…請求がきちんと実行されているか
　　（原則まるめの場合、高額薬品となる場合が多い）
・まるめとなる薬品
　　✓ ジェネリック対象薬品…ジェネリックへ切替え
　　✓ 独自の薬品…数量を減らすか代替へ

（ジェネリック…数量シェアの算定）
　比率算定方法に変更があったため、イメージを代える必要がある。従来は薬全体に対する割合であったが、今は欧米基準をベースとしてジェネリック対象品目での割合に変化した。
　なおジェネリック医薬品は、価格が通常薬価の概ね50％程度かつ20年以上経過の薬品であり、元々薬価が低いものが対象となる。このためDPC急性期病院では、ジェネリック薬品切替えによる費用削減額は思ったよりも少なくなる点がポイントである。病院によってはDPC係数上昇による単価アップの影響が大きいのかもしれない。
　また出来高である急性期病院についてはジェネリックが利幅は倍近くであり大きいが、単価が半分程度であるため大きなメリットは今のところ発生しない。しかし今後は厚生労働省の政策により徐々に損益への影響が大きくなっていくものと思われる。
　療養型、回復期病棟などについては、完全まるめであり、かつ急性期病院と比較し、ジェネリック対象医薬品の割合が高くなる傾向にある。このため徹底的にジェネリック医薬品へ転換することにより、大幅な費

2　薬剤関係　59

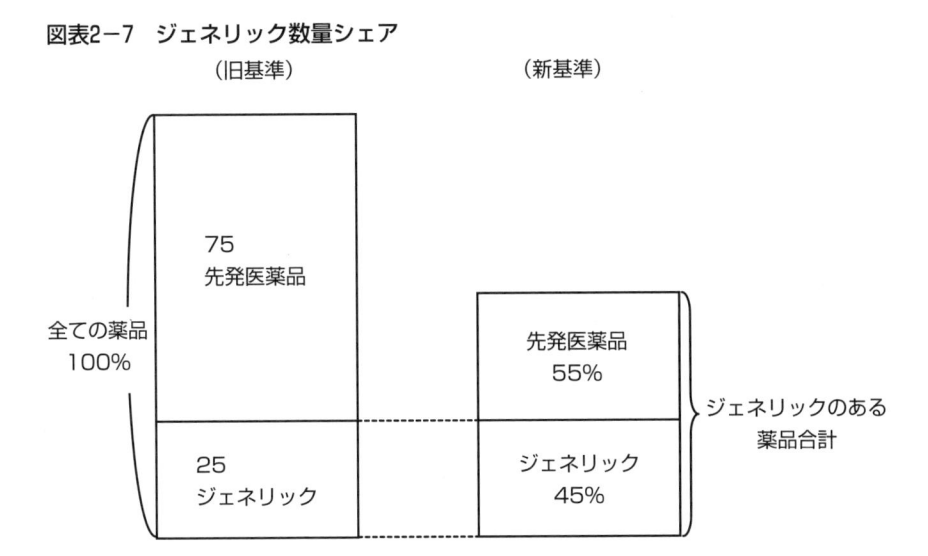

図表2-7　ジェネリック数量シェア
　　　　　（旧基準）　　　　　　　（新基準）

全ての薬品
100%

75
先発医薬品

25
ジェネリック

先発医薬品
55%

ジェネリック
45%

ジェネリックのある
薬品合計

用削減効果が発生する。

3 医療材料関係

(1) 概要

　病院の医療材料は多品種で、膨大な数量であることが特徴である。内容的には原則として請求できるかものか否かで下記に区分される。

✓ 特定医療材料
✓ その他医療材料

管理体制としては下記が想定される。

① SPD方式

　　管理を一元化する方式であり、院内用度課、または中央材料室の一部として独立した部門設定（専門担当者を設定）する場合と、外部委託により委託先に業務を任せる方式がある。

　　情報の一元化により、看護環境改善、経費削減、在庫圧縮などの目的をもってスタートする。

　　情報開示という点では効果的であるが、設定したことにより経済的な効果があるとの誤解がある。経済的な効果がでるのはSPDからの情報を効果的に使用して使いこなせた場合であり、かつ急性期病院でないと仕入金額の多寡の問題（SPD維持コストと見合うかの点）で効果が発生しにくいため、実際上、効果が明確に上がった病院は少数派であるものと推定される。

② 用度課による物品購入方式…従来型

　各部門からの発注を受け、納品チェック、払出し、価格交渉等の業務を実施するものであり、中小病院では材料の受払データを記録していないことが多く、情報の活用がなされていないことが多い。これは費用管理が不十分であることを意味する。

　なお、DPC制度、回復期リハビリ病棟、療養型病棟、地域包括ケア病棟など材料費がまるめの病院においては、特定の場合を除き材料費を請求することができない。このように、今では大部分の病院が原則、材料まるめとなっており、管理体制もそれに合わせて変化すべきである。

　多量の品目を取り扱うため、改善をする方向性を明確に区分して検討することが重要である。

（2）購入単価の見直し

　一般的な方法であり、個人的に特殊知識経験を有する者が担当しない限り大きな効果は得られない。事務方だけで見直しができること、全品目対象であり一見効果が大きいように見える点が特徴である。

　なお、業者またはSPD委託先との交渉により価格を大幅に引き下げたとの話をよく耳にするが、結果としての決算書上では効果がなかった場合も多い。これは従来の使用材料内容をそのまま次年度で使用した場合に価格が下がるということであり、材料会社が毎年新作を出している以上旧製品の価格が下がるのは当然のことである。つまり新規材料のコントロール、また使用状況（使途管理、在庫管理等）のコントロールができていない限りコスト削減できるとは限らないのである。

（3）購入数量の見直し、代替品の選定

　本来必要とされる数量の確認は、結果として数量そのものが減少することを意味する。コストカット的には大きな効果がある対策である。また代替品を選定することもコスト的に大きな影響が出る方法である。

　ただし、医師、看護師の協力が必要という点で実行が難しい方法である。

（4）コストカットプログラムの見直し

　特定の材料消費部門に絞ってメーカーの絞込み、品種の絞込みを行うとか、材料選定ルール自体を見直していくなどという材料コントロール方法を大きく見直す方法である。さらに診療部に近づく改善方法であり、難度は高いが効果が大きくなる傾向がある。

　多品種という特徴があり、どこに絞ってよいのか不明確な場合 ABC 分析の手法を利用することが便利である。つまり購入額が大きい順に並べて、概ね累計額が全体の一定水準（30～50％）までを詳細に検討し、作戦を練るのが効果的である。このような分析を実行するには情報を活用できる体制が必要であり、できれば SPD システム導入が望ましい。

　中小病院では規模的、病床種類的に採算が合わない場合も多い。その場合はポイントを絞って情報を集め、確実に改善することが望まれる。

　なお、DPC 制度では院内で合併症を発生させた場合、病院の負担となる。この意味で感染防止の観点をある程度は考慮してコストカットを実行することが必要である。また、7 対 1 体制では看護師の負担が急増していることに対する対応も、材料選定上影響するものであり重要な考慮ポイントである。

4 看護部

　近年どの医療機関においても、医師不足・看護師不足が取り沙汰されている。主な原因としては2004年の新臨床研修医制度の導入に伴い、医師が研修先の医療機関を独自に選択できるようになり、出身校以外の人気のある医療機関に研修医が集中するようになったことや、2006年の診療報酬改定による7対1の看護基準の導入により大病院に看護従事者が集中するようになり、中小の病院で看護従事者が不足するようになったことがあげられる。

　医師や看護師については、求人コストも高く紹介会社に支払う手数料は高額な医師・看護師の年棒の2～3割がかかり、医療機関によっては毎年数百万～数千万円のコストとなるため、医療機関の大きな課題となっている。

　また離職率という点からみると、看護職員について全国平均で常勤看護職員11％、新卒看護職員7.5％となっている。特に東京、神奈川、大阪といった大都市圏では常勤看護職員について約14％と高い離職率となっている。同じく病床規模別に離職率を見てみると、100床未満の病院においては常勤・新卒ともに高い数値を得ており、特に新卒看護職員に至っては500床以上の病院に比べ2倍近い値となっており、中小規模の病院での人材不足がよく見て取れるようになっている。

（1）離職理由

　看護職員の離職理由として最も多くあげられるのは、結婚・出産・育児といった個人的・家庭的理由によるものであるが、職場環境を理由にする

図表2-8　看護職員の離職率

病院看護職員の離職率の推移

病床規模別　看護職員離職率

	病院数	常勤看護職員	新卒看護職員
全体	3343	11.0%	7.5%
20～99床	914	13.2%	12.9%
100～199床	1065	11.9%	10.0%
200～299床	524	11.9%	8.4%
300～399床	366	11.0%	6.8%
400～499床	201	9.8%	7.2%
500床以上	261	10.3%	6.9%
無回答・不明	12	8.2%	5.1%

（出所）日本看護協会2014年調査より

ものに限定した場合には超過勤務・夜勤・休暇等の労働時間・労働条件に関するものが最も多く、次に責任・医療事故への不安といった精神的ストレスによるものが多く上がっている。

　夜勤時間については以前から看護師の負担軽減を図るために診療報酬の改定に合わせ軽減措置が講じられ、現在では入院基本料の算定に夜勤時間72時間以内となることが要件として盛り込まれているが、依然として看護師サイドからの負担が大きいとの声は根強い。

　厚生労働省においては、夜勤時間の軽減措置と看護職員の離職率との相

図表2-9

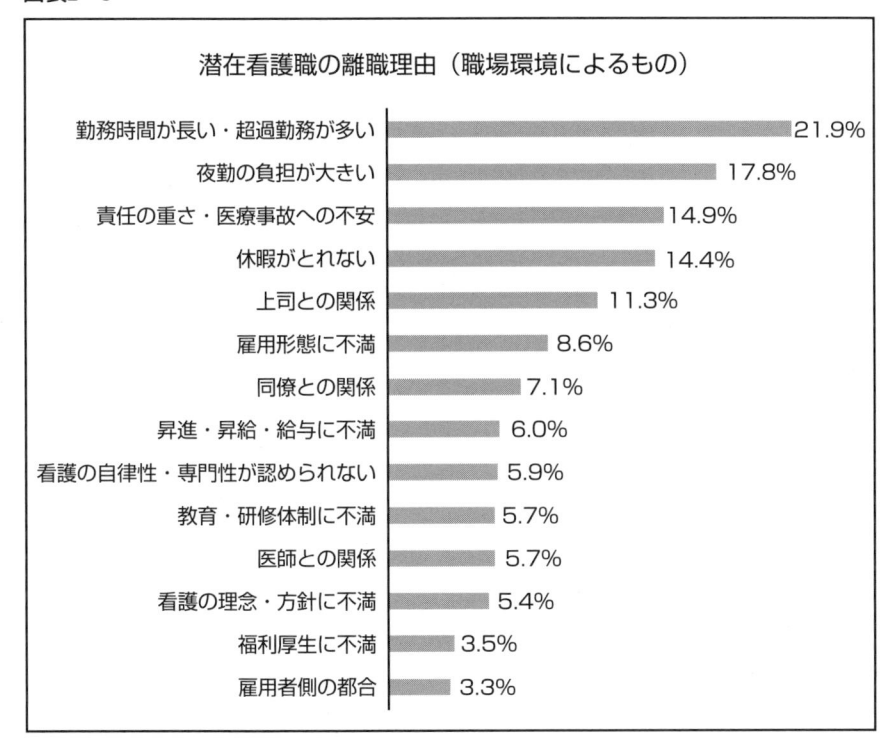

潜在看護職の離職理由（職場環境によるもの）

項目	割合
勤務時間が長い・超過勤務が多い	21.9%
夜勤の負担が大きい	17.8%
責任の重さ・医療事故への不安	14.9%
休暇がとれない	14.4%
上司との関係	11.3%
雇用形態に不満	8.6%
同僚との関係	7.1%
昇進・昇給・給与に不満	6.0%
看護の自律性・専門性が認められない	5.9%
教育・研修体制に不満	5.7%
医師との関係	5.7%
看護の理念・方針に不満	5.4%
福利厚生に不満	3.5%
雇用者側の都合	3.3%

関関係を見て、今後の措置を検討するとされており、動向によっては診療報酬との兼ね合いが今後もより強まる可能性もある。

　日本看護協会においては「看護職の夜勤・交代制勤務に関するガイドライン」として下記の「勤務編成の基準」を掲げている。多くの病院で夜勤の負担軽減の取組みについてはなされているが、ガイドラインの基準を満たす医療機関は3～4割程度となっている。

　もちろん同ガイドラインは看護師側が目標とする要求水準であり、各医療機関の人的・経済的状況によりガイドラインの基準を満たすことは困難である場合が多いが、看護職員の身体的・精神的負担が過大とならないよう、ガイドラインを参考に、自院の環境に合わせて調整していく必要が

図表2-10　日本看護協会「看護職の夜勤・交代制勤務に関するガイドライン」における「勤務編成の基準」

項目	基準
① 勤務間隔	勤務と勤務の間隔は11時間以上あける。
② 勤務の拘束時間	勤務の拘束時間は13時間以内とする。
③ 夜勤回数	夜勤回数は、3交代制勤務は月8回以内を基本とし、それ以外の交代制勤務は労働時間などに応じた回数とする。
④ 夜勤の連続回数	夜勤の連続回数は2連続（2回）までとする。
⑤ 連続勤務日数	連続勤務日数は5日以内とする。
⑥ 休憩時間	休憩時間は、夜勤の途中で1時間以上、日勤時は労働時間の長さと労働負荷に応じた時間数を確保する。
⑦ 夜勤時の仮眠	夜勤の途中で連続した仮眠時間を設定する。（実動労時間が8時間を超える場合は2時間以上の仮眠をとる）
⑧ 夜勤後の休息（休日含む）	夜勤後の休息について、2回連続夜勤後にはおおむね48時間以上を確保する。1回の勤務後についてもおおむね24時間以上を確保することが望ましい。
⑨ 週末の連続休日	少なくとも1ヶ月に1回は土曜・日曜ともに前後に夜勤のない休日をつくる。
⑩ 交代の方向	交代の方向は正循環の交代周期とする。
⑪ 早出の始業時間	交代制勤務者の早出の始業時間は7時より前を避ける。

ある。

（2）教育制度

　看護職員は、患者の身体を扱う職業であり、精神的ストレスが多く、また未熟な技術や知識は医療事故につながるため、しっかりとした教育制度が必要となる。看護師も医院選択の際に教育制度を選択肢の1つとする場合も多く、教育制度の整備は人員募集の際の1つの強みとなる。

① プリセプター制度

　プリセプター制度とは、新人看護職員の教育方法の1つで新人看護職員

に対して、入職2、3年目程度以上の先輩看護職員が指導・相談役となってマンツーマンで教育を行う制度であり、多くの病院で採用されている制度である。

　新人看護職員の教育方法として有効とされ、長く採用されてきた制度であるが、メリットだけでなくデメリットもあり、最近ではプリセプター制度を廃止してチーム教育制度を採用している医療機関も増えてきている。

（メリット）
・新人看護職員のマンツーマン教育により親密な人間関係を構築することができる。
・専属のプリセプターがつくため、業務上の疑問や不安などを打ち明けやすくすることができる。
・プリセプターと指導・教育を行うことにより、先輩看護職員のスキル向上につながる。

（デメリット）
・プリセプターとプリセプティーの相性が悪く、良好な人間関係を構築できない場合に双方にとって業務上においても悪影響が生じる。
・通常業務に加え指導業務が加わり、プリセプターの業務過多となることがある。
・プリセプターに対するサポート体制が少なく、プリセプティーの教育責任がプリセプターに集中する場合がある。

② **チーム教育制度**
　プリセプター制度に代わる教育制度として近年採用されてきているのが、チーム教育制度（アプリコットナースサポートシステム）である。
　プリセプター制度のデメリットといわれる、プリセプターへの負担・責

図表2-11　アプリコットナースシステム

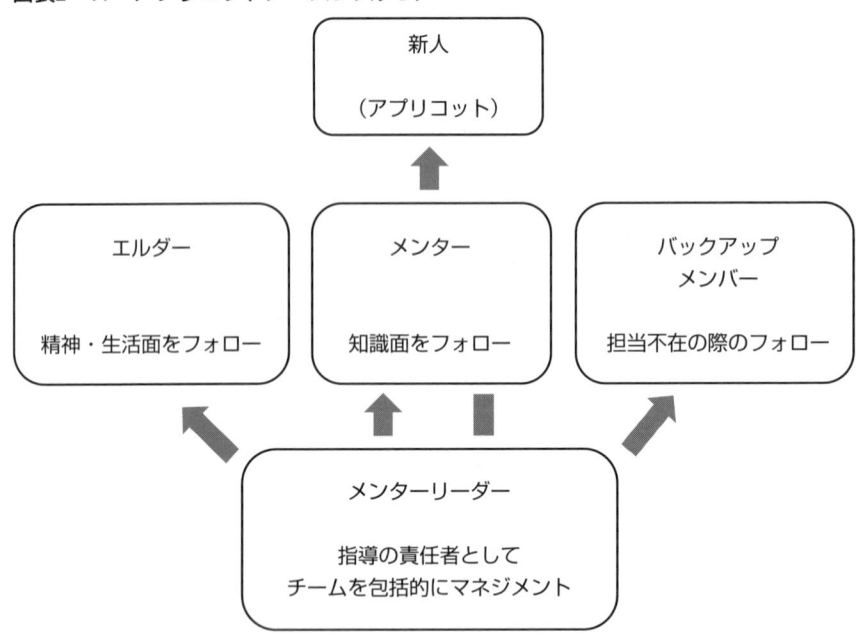

```
                    ┌─────────────┐
                    │    新人     │
                    │ (アプリコット) │
                    └─────────────┘
                          ↑
┌──────────────┐   ┌─────────────┐   ┌──────────────┐
│   エルダー    │   │  メンター    │   │  バックアップ  │
│              │   │              │   │   メンバー    │
│精神・生活面を  │   │知識面をフォロー│   │担当不在の際の  │
│   フォロー    │   │              │   │   フォロー    │
└──────────────┘   └─────────────┘   └──────────────┘
        ↖              ↑ ↑              ↗
              ┌──────────────────┐
              │  メンターリーダー  │
              │                    │
              │  指導の責任者として │
              │チームを包括的にマネジメント│
              └──────────────────┘
```

任の集中や、特定の人間関係に依存しないように、5人程度の教育チームを設けチーム全体で教育を行う方法である。

　チーム教育制度では、新人看護職員（アプリコット）に対し、エルダー、メンター、メンターリーダー、バックアップメンバーというように教育面での役割を細分化してサポートしていく。役割を細分化することにより、プリセプター制度のようにプリセプターに全般的な教育を任せず、項目ごとにより濃密なサポートができるとされており、近年採用する医療機関が増加している。

　プリセプター制度に代わるものとして採用されつつあるチーム教育制度であるが、人的コストの増加やプリセプター制度ほどの密接な関係が作られないといった側面もあり、現状ではプリセプター制度を採用している医療機関が大多数である。いずれにしても、患者の身体面を扱う看護職員の

メンタル面でのサポートは重要であり、医療ミスの発生や不要な採用コストを抑えるためにも自院に適した労働・教育環境の構築は医療機関にとって常に優先して対応すべき項目である。

（3）処遇に対する考え方

　採用する際の希望内容は、意外と細かな条件にならないことが多いが、院内でトラブルとなったときには、頻繁に手当、交通費などの細かな処遇の面でクレームが増えてくるものであり、冷静なときとそうでないときとでは見解が異なる傾向がある、これはこれまでの条件では辛い現状を我慢することができなくなったということを意味する。処遇という問題はその局面によって対応が異なるものであり、根本原因をつかみ改善することが重要である。

　なお、最近の紹介会社の宣伝戦略に乗って、最初から細かな要件を気にする看護師も増加しつつある。看護師の意識が少しずつ変化しているようである。ネットによる情報の拡大により将来的には処遇の問題が重要性を持つ可能性は十分にあり、予断を許さない状況である。

（4）中小病院の改善策

① 急性期病院と療養型病院とでは、希望する看護師の主たる希望が明らかに違う傾向がある点を認識して対応する。

　急性期病院：　　　希望する業務内容
　　　　　　　　　　教育面の充実が重要となる
　精神科、療養型病床：業務が楽であること
　　　　　　　　　　勤務時間、夜勤などの要望が厳しい

② **職員維持対策をより充実させる。**

新人採用が少なくても必要人員を維持しようとする対策である。

看護部のコミュニケーション向上（教育システム面）

保育所の確保

社宅の確保及び低額の家賃

駐車場の確保

退職する最大の理由は内部での人間関係といわれている。人間関係がよければ他の病院を見てみたいと思う人も少なくなるし、各種手当にクレームをつける人も少なくなるという相関関係があるためである。

若い看護師が多いことから事業所内保育所を確保することは相当有効な対策である。しかし、この対策には資金が必要である。具体的には該当する看護師1名当たり年間70〜100万円程度、保育所の維持費用がかかる。また、これほどの費用を負担しても紹介業者経由の看護師の質の面と紹介料を考慮すれば安いと考えられることである。

なお、社宅料は税法上の特例があり、職員の借上社宅でも本人負担額が月数千円の家賃設定することが可能である場合が多い。

（5）経営管理面

看護部での経営管理面での問題は、夜勤体制である。つまり看護師不足の状況で平均夜勤時間72時間規制にどのように対応していくかということである。多数の病院でこの要件をクリアすることに苦労していること、また、基本入院料が取れなくなる可能性がある要件であり、重要な改善点である。

（対策）

・夜勤専従者を増やす。

　申し送り等で難しい面があり、別途情報共有、教育面で検討が必要である。

・１名月間16時間縛りがあることを利用し、月２回夜勤者を増やす。

　夜勤手当の段階的減額、２回目のみ高額設定なども検討する余地がある。ポイントは少し協力してくれる人を増やすという点である。

　なお、月１回の正規の夜勤と月１回の夕勤でも対応可能な場合がある。

・平均夜間時間の算定方法

　夜勤時間は真夜中のコア帯７時間（夜10時から朝５時）が拘束されているだけで、残りの時間は就業時間と関係なく自由に設定できる。この点を利用し、夜間時間を微調整することにより試行錯誤して有利な計算をする。

・対象外の病棟に注意

　ICUなど集中治療系、回復期リハビリ、緩和ケア、療養病棟20対１、精神科病棟など。

5 栄養部

　病院食は、治療の一環として提供されるものであるが、それだけでは患者満足度は上がらなくなってきており、その病院なりの工夫が必要になってきている。最近では、特定健診・特定保健指導（メタボ）の動機づけ支援のために栄養指導を行っている病院もある。また診療報酬の改定により栄養サポートチームへの評価も高くなってきている。少しずつではあるが従来の一番奥の部門から脚光を浴びる位置に近づいている部門である。
　栄養科の問題点は、患者が満足する食事の提供と指導管理料等の請求面が問題点になる。

(1) 食事の提供

　患者が満足する食事、診療面での質の高い食事、さらには経営的に有効な食事を提供するにあたり、どのような点に留意すべきであろうか。
　病院食は1日当たり約1,900円前後の報酬がある。栄養価を管理しながら、美味しく、経済的で、患者が満足する食事を提供するということは大変難しい問題である。採算を度外視して原価が報酬を上回るような贅沢な食事を提供している病院もあるが、これは患者サービス面を重視した戦略である。経営上は多方向の回答が想定される業務改善内容であり、意外と難しい項目である。

（検討事例）
　イ）患者がメイン顧客で、かつ今後も新患者数の増加を強く押していきたい病院の場合

価格的に少し高めに設定し、地域の評判と入院患者数との連動関係を見ていこうという方法である。ただし、産科など特殊な病院を除き入院患者数の増加に対し間接的な関係であり、影響を合理的に計測していくことがポイントである。

ロ）搬送先の病院、介護施設がメイン顧客である場合
　普通の価格で質の面を重視する。専門家に対し評判が落ちる要素にならなければよいとの考え方である。

ハ）新規患者が溢れている場合
　人気のある理由が明らかに食事ではない場合、普通価格とし、その他の検討はしない。

　調理師と管理栄養士が協力し、自病院ならではの工夫を行い患者にとって効果が高いことが重要である。これを客観的に判断するためには、定期的なアンケート調査を実施していくことが望まれる。内容をあまり変化させず、長期的な意見の流れ（変化）をつかむことがポイントである。また職員食のみ少し美味しい食事を提供する委託先もあり、自分の主観的な感想を重視しない方がよい。食事に対する満足という明らかに主観的な要素を客観的に見る工夫をするということが最大のポイントである。
　経営では主観的な判断しなければならない場面が多数ある。人事評価などと近いものであるが、この抽象的な内容をできる限り客観的なものにするためには、抽象的な要素に関係する数値等を探し出すことが重要である。
　なお、外注先とトラブルが起きやすい部門でもある。少人数の栄養士による外注先への指示、指導業務であり、かつ概ね場所的に他の部門の職員の目に止まりにくい場所に栄養課があることを原因とする場合が多い。

改善には外注先を含めた聞取り調査が必要である。

また最近、クリニカルフードプロデューサーという料理家をコンサルタントとして招聘し、レシピそのものを改善していくことも評判となっている。食事が重要な戦略と考える法人は検討してもよいと思われる。

（2）指導管理料等

図表2-12　栄養科関係点数表

項目	1食	3食
入院時食事療法 Ⅰ	640円	1,920円
入院時食事療法 Ⅱ	506円	1,518円
NST（栄養支援チーム）管理加算	200点	
外来栄養食事指導料	130点	

指導管理料等の件数把握と栄養課人員体制とを比較して、収入アップを図ることはとても効果が上がることが多い。それは栄養課が小さな部門であり、過去にあまり議論されてこなかったことによる。

6 検査関係

　検査部は、近年業務の委託化が進み縮小している病院が多く見受けられる。検査部の問題点は、検査に関する過誤及び検査を委託する際の費用の問題であり、また患者サービス向上を目的として院内検査を増加させる場合のコスト管理の問題である。

(1) 検査業務の管理上の問題

　経済的な問題以外にも管理上の問題は多数ある。検体検査に関する過誤の発生要因は、精度に関すること以外にも取違えや入力ミス等の人為的なものまで多様化しており、生理学的検査においては機器の整備不良、情報の読取り間違い、転記ミスなどがあげられる。過誤を防ぐためにも、他職種との連携、情報交換、確認作業の一元化を行っていく必要がある。

(2) 検査委託改善

　検査委託は、全面的に委託する形式から一部を委託する形式まで幅が広い。これは主として検査部の合理化と検査の質の向上をメリットとして導入している。
　受託する業者の競争も激しくなり、大手検査会社の半額程度で請け負うところも見受けられるようになった。その際、検査の質及び検査結果の情報入手速度などを十分に勘案して、価格とバランスを比較考量する必要がある。
　また、検査委託だけではないが自病院の検査状況を把握し、数量及び金

額における委託費の割合を勘案して業者の選定を行う必要がある。

（3）院内検査部門の改善

　DPC、回復期リハビリ病棟、療養型病棟、地域包括ケア病棟など検査費がまるめである病棟が増加している。しかし検査部門まで経済性の観点で検討することは少ないため、外来移行を少し進めているだけであり、検査件数の見直し、抑制は進んでいない病院が多いものと思われる。

　在院日数削減のために早期に多くの検査を行い的確な診断を優先させるのが目的であれば問題ないが、何の検討もされず検査を行っているのであれば膨大な無駄を生み出していることになる。DPC、回復リハビリ病棟、療養型病棟、地域包括ケア病棟などまるめ病院では入院中の検査は原則として請求できないため、入院での検査部門費用は経済的には損失となるコストである。できる限り外来で検査を実施するか、及び不要な検査を抑制しているかという観点で再確認することが必要である。

　なお、当該部門の費用の減少は使用装置の更新時に大きな影響があり、委託業者が機材保有する際の将来価格交渉力に対する経営リスクなどタイミングよく検討することが必要である。また単に更新機種を検討するのではなく、検査室の職員数や試薬・消耗品管理、検査スペースを削減ができるか否かなど十分な検討することが必要である。

7 医局

　医局は病院という組織の中枢であり、医師の確保と診療に対する意欲の維持・確保は非常に難しい問題である。特に中小病院では切実な問題である。

　図表2－13のとおり医師は増加傾向にあり、病院及び大学病院勤務者が大幅に増加している状況である。しかし、病院勤務者の増加の多数は研修医制度を持つ大規模病院である。

　中小病院の医師の確保における特徴は、院長の出身大学の医師で固められている医局が多いことである。若い医師は医師としてのレベルアップに注力し、教育、研修制度等の整った大病院に流れる構造にある。中小病院ではそのような得意分野を持った病院は少ないため、結果として院長の営業努力が重要な要素となってくるのである。

　病院経営では医療を提供する医療従事者へのやる気を継続することは必要であるが、特に医師のやる気は診療体系の頂点にあるため病院全体への影響が多大である。

① 医師の置かれている環境
- 長期間の学習による極めて高度な専門的知識
- 医療業界の頂点
- 業者は言いなり
- 高額の報酬
- 事務作業増加

　このような状況で医師の協力を十分に受けること、また当病院へ入所してもらうことは極めて難しいのである。業務面では、医師たる病院院長の

図2-13　医師数

項目	平成22年 医師数	平成22年 構成割合	平成24年 医師数	平成24年 構成割合	増減	増加割合
総数	295,049	100.0%	303,268	100.0%	8,219	2.8%
男	239,152	81.1%	243,627	80.3%	4,475	1.9%
女	55,897	18.9%	59,641	19.7%	3,744	6.7%
病院開設者、法人代表	5,430	1.8%	5,391	1.8%	−39	−0.7%
病院勤務	126,979	43.0%	132,511	43.7%	5,532	4.4%
大学病院勤務	48,557	16.5%	50,404	16.6%	1,847	3.8%
診療所開設、法人代表	72,566	24.6%	72,164	23.8%	−402	−0.6%
診療所勤務	26,899	9.1%	28,380	9.4%	1,481	5.5%
その他	14,614	5.0%	14,416	4.8%	−198	−1.4%

年齢別　医師数

項目	平成14年	平成16年	平成18年	平成20年	平成22年	平成24年	H14比較 増減
29歳以下	26,767	26,423	26,350	26,261	26,468	26,466	−301
30〜39歳まで	66,797	66,377	67,059	66,993	66,625	66,885	88
40〜49歳まで	68,934	71,291	70,795	71,179	70,972	70,631	1,697
50〜59歳まで	43,295	49,089	56,603	60,894	65,028	68,778	25,483
60〜69歳まで	24,574	24,833	24,931	30,178	35,321	40,173	15,599
70歳以上	32,320	32,358	32,189	31,194	30,635	30,335	−1,985
合計	262,687	270,371	277,927	286,699	295,049	303,268	40,581

医師数は平成14年から24年の間に40,581人増加しているが、よく見ると50歳から69歳までの間だけ大幅に増加しているだけである。
次の10年間ではその増加医師数の内、大半が高齢者（65歳以上）となる点に留意が必要。

話なら聞くが、他の者であれば、特に医師以外であれば対等に話すこと自体難しいものである。周りは相当の気遣いのもとに対応している場合が多いと考えられる。このような困難な状況ではあるが、死活問題であり中小病院は何としてでも医師を確保しなければならない。

② 医師確保対策

中小病院としての対策としては下記が考えられる。

・10年計画で医師確保を目的とした人脈を作る。

　これは院長（理事長）を中心とした医師の業務である。サポート役として事務長が補助することになるが、医師と医師との関係では補助に徹した方が効果的である。

　手を広げすぎないこと、及び小さい病院ほど短期の効果を期待しない点がポイントである。それだけ難しい業務であり、焦らずじっくり取り組むことが望まれる。

・病院の特徴を強化する。

　小さくても何らかの特徴を持ち、かつ地域でその特徴が知られていることがポイントとなる。場所、看護体制、患者対応、特定の診療科（研修体制含む）など、良い評判を取ることにより職員特に医師採用が進みやすくなるという場合も多いものである。

　なお特定の診療科の面は、経営戦略の考え方に近いものであり難しそうに見える。しかし、特定部門の強化のポイントはキーポイントとなる１人の医師を確保することにより大きく前進することが多いのである。その特定医師を確保することに特化すれば意外と実現可能性が高くなっていく。つまり評判をとるもの、かつその評判をとるに際しての必要不可欠なるものに集中して投資すべきである。設備などはその鍵となる人材さえ確保されれば安いものである。ただし、第４章で解説する財務戦略を十分に検討しておき、いつでも設備投資実施可能な状態にしておくことも重要である。

・勤務体制の特徴を強く出す。

　残業が嫌いで、診療面以外の面倒なことはしない医師が増加しているように感じる。一般職員も同様の傾向にあるのだが、この点を利用して明確な勤務体制を提示することも対策となる。

　残業一切なし、夜勤・当直なし、及び他の教育機関での研修時間の拡大などは、一般的に中小病院では嫌われることである。この方法は、逆に、この点を売りにして明確に通常勤務のみを保証して採用する対策である。実行には暫くの間既存の医師の協力が必須であるが、他の中小病院が簡単にはまねができないものであるという、明らかに違う面を強調すれば強力な武器となるものと考えられる。

　また医師の数がある程度満たされた時点でそれまでの矛盾が少なくなり、診療部門の力も強化されるし、また事務局の意見も通りやすくなる。途中の矛盾した状態が発生するが、それは大きな経営方針と理事長、院長のかじ取りにより乗り切ることが成功の秘訣といえる。

・金銭面で特別な処遇を提示する。

　最後の手段であるが、経済的に適正な報酬を支払うのも１つの方法であろう。これだけ採用が難しいということを経済的に説明すれば、中小病院に勤務するということは高い報酬がなければ見合わないということである。勉強ができる大病院なら標準的な報酬でも構わないが、そのようなメリットがないまたは少ない中小病院なら高額でなければならないという考え方である。医師は最新医療に当然のことながら関心があるし、最新の治療技術を習得することにもどん欲である。

　また、学会への出席することでの専門医、認定医の取得及び最新治療技術の研修機会の提供によってもやる気が継続していくかもしれない。金銭面に付加して、このような機会提供面でのインセンティブを与える方法も主要な対策である。

通常は学会出席費用、日数は経営上の損失であり費用の増加及び売上、利益の減少と考える病院経営者も少なくない。しかし、適切な経済性の検討では医師確保費用及び医師確保による増加利益との比較によって検討すべきものである。

8 顧客対応（待ち時間対策）

　厚生労働省の受療行動調査によれば、外来患者の医療機関に対する総合的な満足度について満足と回答した患者が約50％、不満と回答した患者は約4％である。しかしながら、個別事項についての満足度に対する回答において待ち時間に対して満足と回答した患者は約25％に過ぎず、同様に不満と回答した患者も約25％いることがわかる。つまり、患者は医療機関の中心サービスである診療等に関して満足を感じていても、周辺サービスの一環である待ち時間に対しては多く不満を持っているといえる。

　医療機関における患者満足度において、不満とされる項目の上位である待ち時間への対応は、すべての医療機関における患者サービスの重要事項である。

図表2－14　総合的調査

外来患者の病院に対する全体的な満足度　　　　　　　（単位：％）

総数		100
満足		50.4
	非常に満足している	20.9
	やや満足している	29.5
ふつう		31.2
不満		4.3
	やや不満である	3.5
	非常に不満である	0.8
その他		0.3
無回答		13.9

8 顧客対応（待ち時間対策） 83

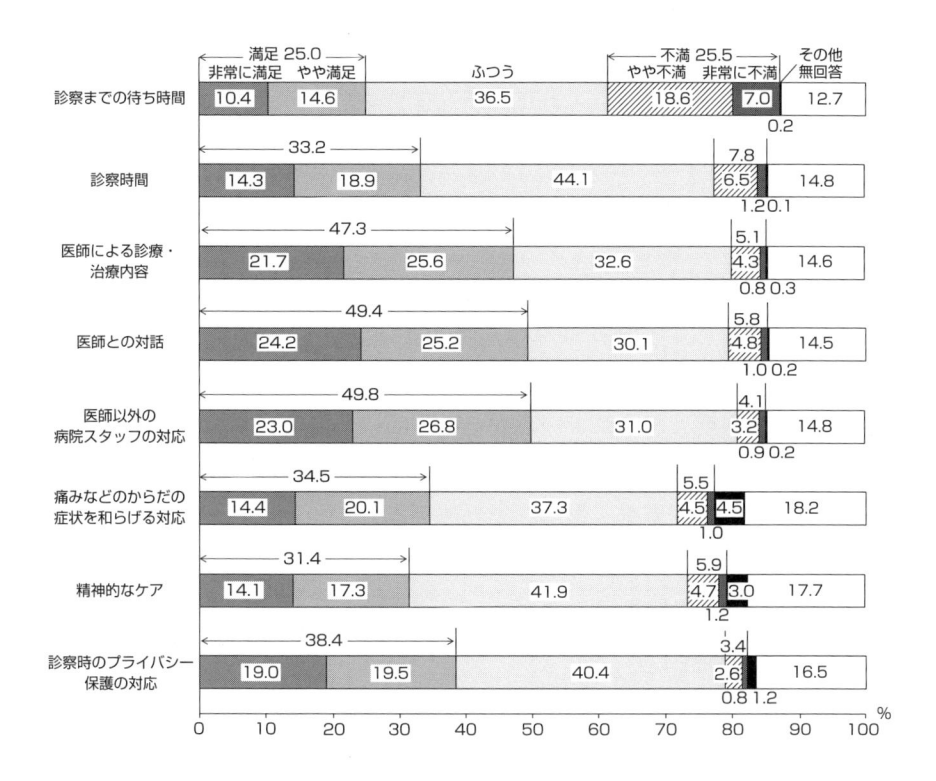

	満足 25.0 非常に満足／やや満足	ふつう	不満 25.5 やや不満／非常に不満	その他／無回答
診察までの待ち時間	10.4 / 14.6	36.5	18.6 / 7.0	0.2 / 12.7
診察時間	33.2 (14.3 / 18.9)	44.1	7.8 / 6.5	1.2 / 0.1 / 14.8
医師による診療・治療内容	47.3 (21.7 / 25.6)	32.6	5.1 / 4.3	0.8 / 0.3 / 14.6
医師との対話	49.4 (24.2 / 25.2)	30.1	5.8 / 4.8	1.0 / 0.2 / 14.5
医師以外の病院スタッフの対応	49.8 (23.0 / 26.8)	31.0	4.1 / 3.2	0.9 / 0.2 / 14.8
痛みなどのからだの症状を和らげる対応	34.5 (14.4 / 20.1)	37.3	5.5 / 4.5 / 4.5	1.0 / 18.2
精神的なケア	31.4 (14.1 / 17.3)	41.9	5.9 / 4.7 / 3.0	1.2 / 17.7
診察時のプライバシー保護の対応	38.4 (19.0 / 19.5)	40.4	3.4 / 2.6	0.8 / 1.2 / 16.5

（1）待ち時間の許容時間

厚生労働省の受療行動調査によれば外来患者の待ち時間は次のとおりである。

（単位：%）

	15分未満	15分〜30分未満	30分〜1時間未満	1時間〜	不詳
総数	21.6	22.7	21.2	20.3	14.1
初診	20.3	20.6	19.9	22.1	17
再診	21.8	23	21.4	20.1	13.7

15分未満の待ち時間及び15分から30分未満の待ち時間がそれぞれ約20%であり、待ち時間に対して満足と回答している患者が約25%であることか

ら考えると、患者の待ち時間の許容時間としては概ね30分未満であり、30分を超えた場合には患者の不満が大きくなってくると考えられる。

(2) 待ち時間の短縮対策

　患者の待ち時間については、医療機関における患者の実際の待ち時間（物理的待ち時間）と、患者が心理的に感じる待ち時間（心理的待ち時間）とに分けることができる。物理的待ち時間については、必然的に発生するものであり短縮の限度も限られているが、心理的待ち時間についてはサービスの提供具合によって大きく増減する。待ち時間の短縮については双方の待ち時間に対する対応を考えることが必要である。

① 物理的待ち時間短縮
（業務フローの見直し）

　待ち時間の短縮を考える際には、まず患者サイドで考える待ち時間と医療機関サイドで考える待ち時間の認識を確認する必要がある。

　患者が考える待ち時間とは、来院から受付、初診の際の問診、検査、診察、会計といった一連の流れすべてにおける待ち時間である。患者の中には、診察までの待ち時間に不満を感じる者や会計の待ち時間に不満を感じるなど様々である。

　一方で、医療機関側で考える待ち時間とは、各担当課においてそれぞれの待ち時間しか認識できていない場合が多く、そのような場合には1人の患者に対し来院から退院までのトータルの所要時間が認識できていない。

　この待ち時間の認識を変えることにより、全体の業務フローのどこで待ち時間が発生し、短縮のためにどのような業務フローの改善が必要か把握することができる。

図表2-15

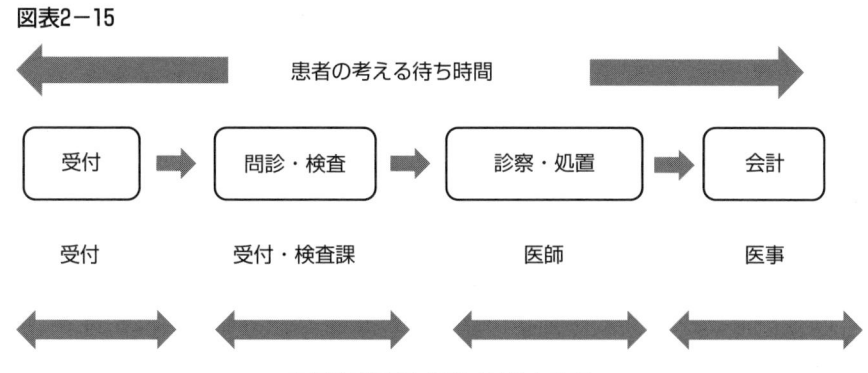

```
←――――――――  患者の考える待ち時間  ――――――――→

[受付] → [問診・検査] → [診察・処置] → [会計]

 受付     受付・検査課      医師       医事

←―――→ ←―――→ ←―――→ ←―――→
       各担当が個別に把握する待ち時間
```

② 予約制度

　物理的待ち時間の対策として、予約制度を導入している医療機関は多い。しかし、予約制度についても患者に予約制度の詳細について周知が適切に行われていない場合には効果がない場合が多々起こり得る。

　予約ありの患者は予約時間に診察が行われることに対しての期待が高くなっているため、待ち時間が発生した場合の不満は予約なしの患者に比べて非常に大きくなる。実際に予約制度を導入しても患者の待ち時間に対する不満度が改善されない医療機関もある。

　予約制度の導入に際して注意しなければならない点としては以下のようなものが挙げられる。

- ・予約ありの患者と予約なしの患者のコントロール
- ・予約ありの患者に対して遅れが発生しそうな場合の原因・見込時間等の連絡
- ・予約時間より早く来た場合においても、早く診察が行われるわけではないことの周知

③ 設備の導入

　物理的待ち時間の解消について、業務フローの見直しや予約制度の導入

のほか、設備の導入により対策を図る医療機関も多い。
　具体的には電子カルテシステム・オーダリングシステム等のITシステムの導入によるカルテ等の受渡しの時間短縮や情報の集中化による待ち時間の短縮や、自動会計システムの導入などがある。
　いずれも高額な投資が必要であるが、一定の効果が見込まれるものである。なお、高齢の患者の場合には、自動会計システムに関しては戸惑う患者もいるため案内係を設置している医療機関もある。オーダーリングなどのシステム導入は投資額が億単位となり、メンテナンス費用も高いことが多くなるためメッセンジャーを多用する方法もあり、中小病院は特に検討すべきである。

④ 心理的待ち時間
　（不満の原因）
　患者が待ち時間に対して不満を感じる理由について調査を行った場合に上位にくる原因は以下のようなものが挙げられる。

> ・どれくらい待つのかわからない。
> ・順番がどこまで進んでいるのかわからない。
> ・どれくらいの人が待っているのかわからない。
> ・自分より後に来院した患者が先に診察されている。

　上記の原因を見るとわかるように、患者が待ち時間に不満を持つ原因は総じて情報不足であることがわかる。
　つまり患者は必ずしも「待てない」のではなく「なぜ」待っているのか、「どの程度待つのか」が不明であるから不満が生じているのである。
　「なぜ」待っているのか理解できれば、不満の減少につながり、「どの程度待つのか」わかれば待ち時間を有効に活用することができる。
　したがって、心理的待ち時間の対策としては、詳細な情報の伝達が最も

有効である。

　以上から心理的待ち時間の対策として患者に下記のような情報を伝えると有効であろう。

```
・診察番号制の導入による診察順の明示
・受付時に当日の状況ごとの待ち時間の目安の提示
・受付員等による遅れが発生した場合の原因と遅れの見込み時間の声がけ
```

　その他総合病院等長時間の待ち時間が発生しがちな医療機関においては、待合を快適に過ごせるよう、看護師による病気や予防の講習やオリエンテーション等を実施して心理的待ち時間の解消を目指している医療機関もある。これらは広い空間や人的コストが多く必要であるため、可能な医療機関は限られるが、待ち時間に対する不満の解消には大きく寄与しているようである。

　医療機関において待ち時間は必ず発生するものであるが、患者の心理を理解し対応を工夫することにより、患者の理解度が変わり不満を減少することは可能である。患者満足度の向上は職員のモチベーションの向上につながり組織としてより良いサイクルを生むため、定期的な患者満足度の調査・対応の模索が常に必要である。

9 事務長・経営幹部の必須事項

　改善を行うためには、実施に際しての統括的な立場である事務長と院長・理事長等の経営幹部の意識、知識及び判断力を向上させることが必須である。以下では、事務長を中心として判断の基準、判断を行うための必要知識などを説明するが、事務長としては必要最低限の内容である。不足していると感じる事務長は、これからの厚生労働省政策の変化についていけない可能性があり、今のうちに徹底的に学ぶことが重要である。なお、理事長も概ね同様である。

（1）取り組むべき課題に対する考え方

　中小病院の事務長を中心とした事務系幹部については、いつも忙しくて何をやっているのか分からないなどという話を聞くことが多い。事務長周辺部門は主として総務課であるが、色々な部門から、患者から、理事長から、また他の病院、関連会社などから連絡が来て日々対応する非定形の業務と社宅管理、車両管理、保育所管理、関連会社管理など定型的な業務とに分かれ、なかなか掴みどころがない部門である。事務長はそのトップとしてさらに非日常的な業務を行っているし、中小病院では総務定例業務（ライン業務）も行っている場合が多いのではないかと思われる。

　新しい計画があってもなかなかうまく進まない。あとでトラブルが発生するなどということも多数あり、どこかで現状を打破しなければと思いながら今日まで来てしまったと思われる方は、まず、取り組むべき課題を明確にする必要がある。

（2）取り組むべき課題を明確にする

図表2－16　経営課題の分類方法

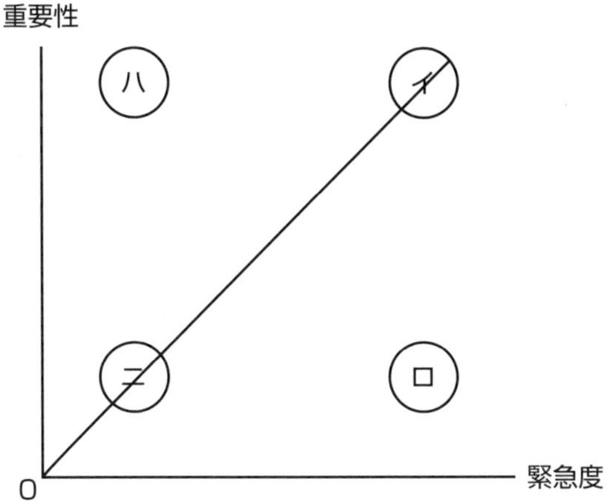

㋑の分野

この図表の㋑部分は、読者が毎日喘ぎながらも必死で対応している分野である。重要度が高く緊急度も高い領域であり即時に取り組むのが当たり前の世界である。つまり誰でも優先して対応している世界である。

㋺の分野

次に㋺の重要度は低いが緊急度が高い案件についても読者は急いで対応していることと思われる。

㋩の分野

それでは㋩の領域はいかがであろうか？　意外と認識すらされていないことが多いのではないかと思われる。しかし、㋩の領域は重要であり本来は強力に推し進めなければならない分野である。㋩の分野は重要でありながらも急ぐ必要がないということは、ずっと放り投げていると大きな問題

が発生するということである。逆に言えば、この面を事前に解消していく病院は、将来大きな問題が発生しにくいはずであり、事務長の業務負担が大きく低下するということである。

㈥の領域の数件の問題を解決しただけで、以前より明らかにレベルがアップし、かつ業務に余裕が出てくる。その問題解決の間は異常なほど大変であるが、3～6カ月の辛抱である。まず㈥の分野のリストを作成し、早期に取り組むことをお勧めするし、その旨理事長に説明し、サポートをお願いするとさらに短期間でのレベルアップが見込める。

なお、㈡の分野は重要性もなく、緊急度もないものであり部下が対応すべきものである。㈣の分野も本来は部下の教育を行い部下が対応すべき分野である。

（3）事例研究

改善の最初に述べた「医事請求業務」を事例にとって説明する。

（初期段階）
事務長は、医事業務について知識が少なく、苦手であったため医事課の報告等については、じっくり内容を確認していなかった。

（中期段階）
請求事務の残業が多い、返戻が多い等の情報が非公式（立ち話など）で流れてきて厭な感じはしていたが、直接医事課から連絡を受けるわけではなかったので、心の中で「日常業務が忙しいから今度見てみよう」という理由をつけて手をつけなかった。

(緊急時)

経理より連絡があり、今月のレセプト入金額が予定より大幅に少なく（1億円少なかった）、資金繰りが厳しいので何とか臨時に調達してほしいとのことであった。

(結果)

事務長は金融機関を奔走し、何とか資金を集めて資金繰りの危機を免れた。しかし、理事長が医事課の怠慢に怒り、医事課長を首にしたことにより、さらに医事課内のレセプト処理、管理においてトラブルが頻発し、落ち着くまで数カ月も要した。現在も管理体制の見直しは実施されておらず、また問題が発生するかもしれないという恐れで事務長は眠れない毎日である。

以上の事例では、読者のうち理事長サイドから見れば、事務長を代えればよいのだという意見が多いであろう。事務長サイドから見れば、病院の事務は複雑かつ広範囲であり、いつも周りに振り回されて簡単には手を付けられないので上記に近い問題はいつ発生してもおかしくないという意見も多いと思われる。

中小病院では事務長や経営幹部が人事管理、用度などライン業務を担当し、他の総務経理等職員と一緒に日々の実務業務に追われている病院が多数見受けられ、雑用係などと言われることもある。日々の業務に追われていては、経営管理面で有効な対策をとることができない。事務長は法人全体を統括するポジションであり、実務面の負担を軽くしその上で各部門が把握している情報を的確に把握していくことが必要であるが、現実は問題が一杯あって実現が難しいのである。

しかし、今からは実行しなければ病院が潰れるのである。やれない理由は認められない。背水の陣で取り組むべきである。その時にポイントとな

るのが「㈥」の重要だが急ぐ必要のない分野であり、前記の主要な改善内容も1つの事例となるものである。

（4）対応策

どのように対応すればよいのであろうか？　ということに対する回答は以下のとおりである。

（改善プログラム…3カ月プログラム）
① 知識面…事務長を含む経営管理者は、最低限の知識をつける
　　上記の事例では、「診療点数早見表」の最初から医学管理までを2回読破する。
② 計画…理事長了解
　　改善するためには、当初特別な労力が必要な場合が多いため、担当課と協議して行動計画を作り、サポート体制等の内容を理事長に上申する。
③ 実行…目標等を数値など客観的な指標を設定する
　　上記事例では、毎月の返戻リスト（個別事由及び返戻事由のグループ別）、未請求リストなどの作成、及び事務長報告体制の整備であり、返戻等問題での資料作成日の設定、課長から事務長への報告日の設定をすることにより実効性を高める点に留意する。
④ 経過、結果の確認
　　改善を行ったときには、結果または経過を必ず確認することが一番大事である。大きな改善ほど部門の過去の習慣を大きく変える必要があり、実行上の問題（関係する人の問題）が隠れていることが多い。
　　予定どおりにいかなかったときに、どのような対応をするのかで改善の成否の大部分が決まるのである。

(PDCA サイクル)

> 計画（PLAN）⇒ 実行（DO）⇒評価（CHECK）⇒改善（ACT）
> 通常業務改善では、評価とその改善が最も重要である。

なお、プログラムが3カ月なのは、これ以上かけても実行できない人はできないからである。また人の仕事に対する姿勢が変わり、それに慣れるのに概ね3カ月程度を要するためである。

（5）医療経営（分析、指標）の基礎

① 各種公表情報の意味を考える。

一般的に使われる経営指標は下記のとおりである。

イ）分析方法の例

収益性分析	安全性分析	資金繰分析	その他指標
ROA	流動比率	売上債権回転期間	売上債権回転率
ROE	当座比率	在庫回転期間	在庫回転率
売上高利益率	自己資本比率	インタレスト・カバレッジ	実効税率
資産回転率	固定長期適合率		配当性向
財務レバレッジ	固定比率		
損益分岐点	有利子負債比率		

以上の比率は、世間一般ではよく見かけるいかにも難しいそうな指標であるが、筆者はほとんど実務で使用することがない。上記は静的な分析というものであり、一時的な時点での状況を説明する分析指標である。

分析するということは目的があって始めるのであるが、上記分析は本

来投資家または銀行が、投資（融資）先の会社の今の状態を判断するための分析資料であるか、政府等の機関が国内の経済状況などを把握するために使用することを主眼とした分析である。大きな目で見る資料であるため経営改善に使えるかというと具体的な対策は何も浮かばない。平均より良いか悪いかの情報であり、またその際の平均を取った母集団が当病院と比較するのに適した集団か否かの問題があり、私は使用を躊躇するのである。

ロ）事例研究

病院で頻繁に使用される分析比率で考えてみる。

ⓐ 人件費率等の売上比率

人件費率一般病床47％、療養型56％などという比率が出回っている。これより低い比率ならば良い比率であろうか？

答えは「否」である。この平均値の母集団は一般病床でいえば看護体制15対1〜7対1までの幅があり、補助体制加算もそれぞれ異なる場合がある。給食部門、検査部門を外注に出しているのか？　など色々な条件が絡んで出された比率であり、また比較する当病院の特殊性も加味しなければならない。概略的な答えしか出ないのは当たり前のことである。さらに、平均を出した外部資料は決算資料という法人内部資料であるため大部分がアンケート調査によるものであり、抽出方法、サンプル数などを考慮すれば業界平均値とはとてもいえない内容が多い。

最も危険なのは売上の多寡に影響を受けるということである。つまり人員は問題ないが、一部の医師が手抜きをして売上が落ちたとき、人件費比率は増加（悪化）するのである。逆に考えれば、現状人員で期待される以上の売上を上げればこの比率は良好（下がる）になるのであり、このような売上に対する比率は、売上の問題ともいえるので

ある。

　大きな指標として見ることが重要であり、細部については別の角度から検討が必要である。

ⓑ　自己資本比率

　これもよく見かけるが、典型的な政府の指標、投資家の指標である。自己資本比率が50％で良好だといわれてもその効果は不明である。もし年度赤字なら資金調達面では難しい場合もある。

　個別の病院では、財務戦略を立てる際に資金調達面を考慮する必要があり、そこで将来の目標としての各種指標を立てる場合に効果が認められる程度であろう。

② **有用な分析方法**

　実務的に有用な手法は、動的分析といわれているものである。見慣れているものでは月次、決算時の「前期比較」などがこれに当たるが、筆者の推薦する方法はさらに長期の比較である（**図表2−17参照**）。

　また、関連しそうな項目を比較する相関分析である。

　具体的には下記のとおりである。

　経営者が財務分析で一番期待することは、病院の売上、利益がどのような方向性を持っていることを知り、かつ変化の情報を早めに認識したいということであろう。このため長期比較は概ね3年程度並べることが重要である。

　これは前年比較では前年度に特殊性があった場合に当期のデータの方向性がわからなくなるからである。

図表2-17
① 医業収入額推移

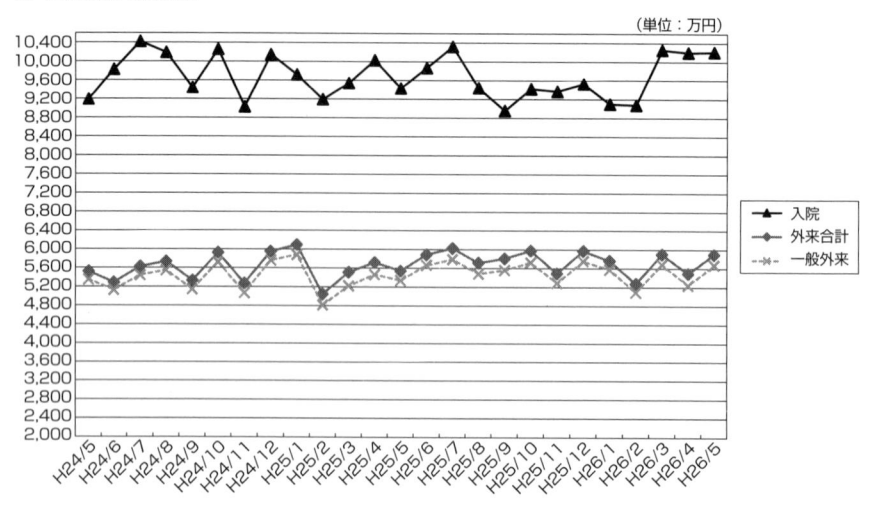

(単位：万円)

凡例: 入院、外来合計、一般外来

② 1日平均患者数推移

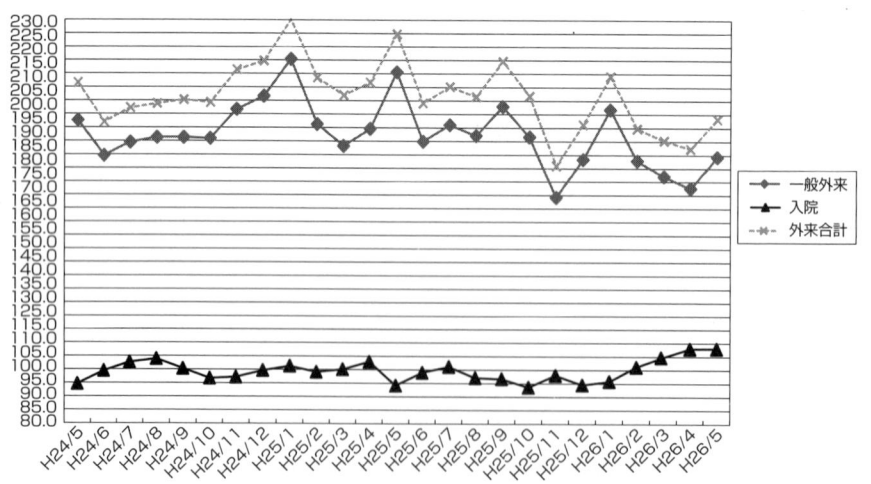

凡例: 一般外来、入院、外来合計

9 事務長・経営幹部の必須事項　97

③ 単価（収入÷延患者）の推移

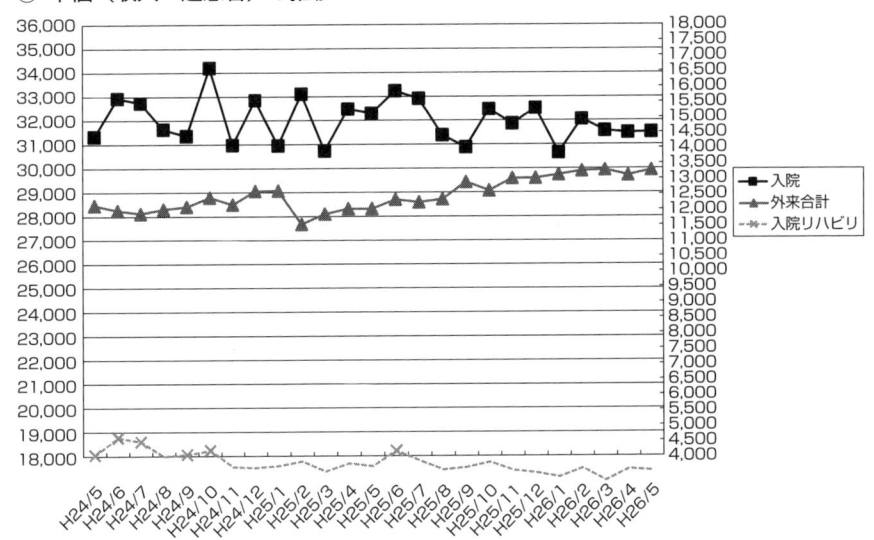

④ 入院料　主要内容

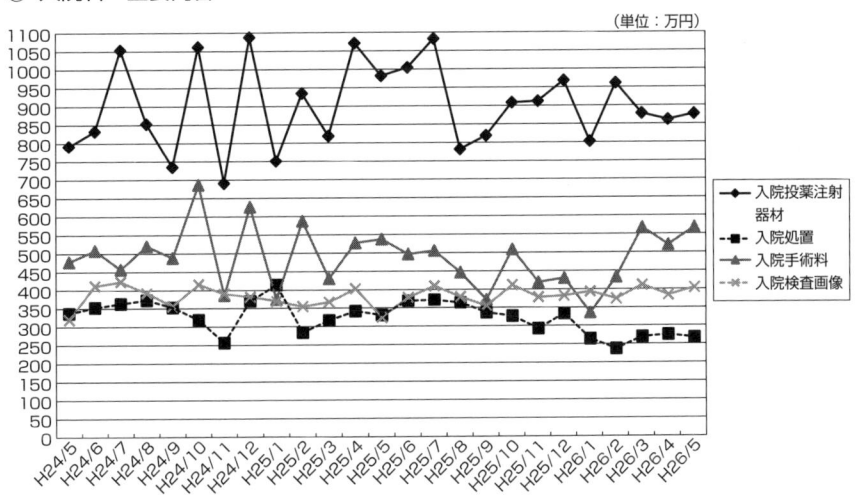

(単位：万円)

(6) 診療報酬体系

① 診療報酬の構成

　事務長であれば、診療報酬はどのような構成をとっているのか程度の理解はあるべきである。

　詳細は『診療点数早見表』の最初から医学管理等までの内容であり、概ね200ページ弱である。細かな字で、また分かりにくい内容であるが医療関係者、特に幹部はその概要を知ることは当たり前のことであり、常識と考えることが必要である。

　なお、経理部門（課長クラス）についてもこの医事請求の基礎知識は必須と考える。経理は病院の経営実績を掴む役割であるが、管理面でいえば数値から業務を推定し、他部門の問題点、改善点を提示することが究極の目標となる。その中でも最も重要であるのが売上であり、売上を理解するためには診療報酬の基礎知識は必須と考えられる。また、各種施設基準では、経営戦略上重要な情報である。

　下記事項は基礎の基礎であり、知らない項目があるならば、または質問を受けるのがいやだという方は真摯に受け止めて鋭意努力すべきである。

　すべての項目において、医師が関わっていることは当然のことながら、それぞれどの部門が密接に関わっているかがわかる。

　外来における、診療報酬の基本診療料は「初診料」及び「再診料」から構成されている。入院における基本診療料は、入院料であり「入院基本料」「特定入院料」「短期滞在手術基本料」の3つに分かれている。

　入院基本料は経営企画の中心となるものでり、自己が採用している病棟以外の内容も将来の構想を検討する上では重要である。基本的な要件は理解しておくことが必要である。

　一般病棟入院基本料は、看護師の人員、平均在院日数等により基準を満

図表2-18 診療報酬構成

基本診療料	初再診	入院料

特掲診療料	医学管理等	
	在宅医療	
	検査	…検査部
	画像診断	…画像診断部
	投薬	…薬剤部
	注射	
	リハビリテーション	…リハビリ
	精神専門療法	
	処置	
	手術	
	麻酔	
	放射線治療	
	病理	

たすことで算定ができる。また、一般病棟入院基本料は急性期医療を担うため、一般的には出来高で算定することができる。また、DPCにおいて係数に直接影響するものである。

療養病棟入院基本料は、慢性期の患者を入院させるため一般病棟入院基本料に比べ、看護師の配置は少なくなっており、診療報酬も1日当たりの包括支払いになっている。

精神病棟入院基本料は、精神疾患の患者が入院する病棟であり、原則として出来高で算定できる。

なお、入院基本料に加算できる「入院基本料等加算」が別途ある。

図表2-19 一般病棟入院基本料

入院基本料				加算	
項目	点数	平均在院日数	看護師比率	～14日以内	15～30日以内
7対1	1591	18日以内	70%以上	450	192
10対1	1332	21日以内	70%以上	450	192
13対1	1121	24日以内	70%以上	450	192
15対1	960	60日以内	40%以上	450	192
特別	584	—		300	155

図表2-20 療養病棟入院基本料1

20対1	20%以上	医療区分2と医療区分3の患者が80%以上	
	医療区分1	医療区分2	医療区分3
ADL区分3	967	1412	1810
ADL区分2	919	1384	1755
ADL区分1	814	1230	1468

療養病棟入院基本料2

25対1	20%以上		
	医療区分1	医療区分2	医療区分3
ADL区分3	902	1347	1745
ADL区分2	854	1320	1691
ADL区分1	750	1165	1403

図表2-21 精神病棟入院基本料

項目	点数	平均在院日数	看護師比率	～14日以内	15～30日以内	31～90日以内	91～180日以内	181～1年以内
10対1	1271	40日以内	70%以上	465	250	125	10	3
13対1	946	80日以内	70%以上	465	250	125	10	3
15対1	824	—	40%以上	465	250	125	10	3
18対1	735	—	40%以上	465	250	125	10	3
20対1	680	—	40%以上	465	250	125	10	3

(7) 法律等の知識

医療関連法規

　病院における関連法規として様々なものがあるが、主なものとして下記のものがある。下記の法律があることは知っておくべきであるが、特に、内容的には医療法だけは医療法人制度の規定があるため、ある程度読み込だほうがよいと思われる。

① 医療法

　　医療施設に関する設備構成、人的基準、管理体制の他、運営管理に対する監督、公的機関の役割等を定めたもの。医療法人の規定もこの中にある。

　　なお、医療法人を規制するものとして「医療法人運営管理指導要綱」が厚生労働省より開示されている。医療法は社員総会、理事会など曖昧な部分が多い法律であり、実務上はこの指導要綱を見ながら運営することをお勧めする。

② 医師法、薬剤師法、保健師助産師看護師法等

　　医療従事者の免許制度、その資格と任務、業務の範囲を定めたもの。

③ 健康保険法

　　健康保険制度について定めたもの。

④ 保険医療機関及び保険医療養担当規則

　　保険医療機関や保険医の職務や保険給付に関して定めたもの。

⑤ 医療計画制度

　　医療計画制度は、医療法で定められており各都道府県が地域ごとの多様な医療情勢を考慮して、その医療計画の前提条件となる地域状況に応じた医療圏を設定し、病院に必要病床数や設備目標、救急医療の確保等医療提供体制の向上を図るために必要な計画を定めるものであ

り、自病院の医療圏を理解することが重要である。
　医療圏とは、下記の３つに分かれる。
１次医療圏…市町村単位
２次医療圏…都道府県を数地域に分割した保険医療の基本単位
　　　　　　　（一般病床及び療養病床の整備を図る単位）
３次医療圏…都道府県単位

　なお、東京都が『病院管理の手引』を発行（最新版平成27年３月）しており、490円と低額ながら内容は充実している。一般の書店で販売しており、ぜひ一読してほしい。

第3章 経営戦略

1 経営戦略とは？

　今からの中小病院業界は生き残りをかけた戦いに勝っていかなければならない。この勝つための対策が経営戦略なのである。
　経営戦略は持っている資源を有効に使うために、長期の大きな目的（方針）を作り、その流れに沿って毎年の細かな作戦を組み立てていく。大きな方針がぶれ難いので、何も考えずに経営していた場合よりも経営資源が有効に使われることになる。勝つ可能性が高くなると思いませんか？
　しかし、特に中小病院では話題になることも少なく、十分な議論がなされることが少ないこと、また実施してもなかなか効果が得られないことが多い。
　経営戦略という本を書店で探すと多種類あり、また大学教授、コンサルタント、有名そうに見える人など多数の方が著書を出している。とても難しそうで、筆者でさえも購入するのに少し勇気がいる。またパラパラ捲って中身を見ても、やはり難しそうというのが読者の印象ではないかと考えられる。
　しかし勇気を持って読んでみると、特色を出すために用語や重点を替えている（大した違いがないということ）が、基本構造が大きく違うことは希である。

　まず経営戦略という世界にスムーズに入ることが重要であり、ここではより標準的で、かつ簡単なモデルから説明する。

（基本構造）

一般的に経営戦略は

　「強み」

　「弱み」

　「機会」…外の環境で有利な点

　「脅威」…外の環境で不利な点

を検討して勝つ作戦を立てることである。この単純な構造が経営戦略の基礎であり、すべてでもある。

　この「強み」「弱み」「機会」「脅威」の4つのポイントを全部理解しながら実行することは、実をいうと難しいことである。

　現在の弱い部分を議論する場合は、将来の問題、それもかなり長期の作戦になりやすい。また弱い部分を強くすること自体大変難しいことであり、考え方も複雑である。

　強い部分をさらに強くする場合と、元々弱い部分を強くするのとどちらが取り組みやすいか、どちらが効果が高いかは、読者も簡単に理解できるであろう。

　したがって、あえて順位をつけるとすれば「強み」が最初にくる。多くの場合で競争相手と勝負して勝つのは「強み」がある場合である。一番大事なのは「強み」なのである。

　このため本章では最も効果的であり、かつ主要ポイントである「強み」を中心に議論する。

(用語の説明)

> 「強み」：病院の財産＝人、物（設備等）、金に関し、他の病院より強い項目、または患者等から評判が高い項目
>
> 「弱み」：病院の財産＝人、物（設備等）、金に関し、他の病院より弱い項目、または患者等から評判が悪い項目
>
> 「機会」…環境的に有利な点：
> 厚生労働省の政策、人口動向、健康意識、景気動向、その他地域特性で医療業界としてプラスとなる項目
>
> 「脅威」…環境的に不利な点：
> 厚生労働省の政策、人口動向、健康意識、景気動向、その他地域特性で医療業界としてマイナスとなる項目

（1）経営戦略の最重要ポイント

> 経営戦略とは？ ⇒ 勝つこと
> 　　　　　　　　　長期的にも勝つこと
>
> どのように綺麗に、かつ合理的に作られていても勝てない戦略は意味がない。

さらに経営戦略をわかりやすくいえば、勝つために「強いところを活かして戦うこと」であり、強みが中心的なポイントとなる。

（2）強みとは

> 「強み」 ＝ 他法人に対しての強み

```
          顧客に対しての強み

「強み」 ＝ 顧客にとって価値があるもの

「強い」「弱い」を判断するのは、「顧客」！

「強み」を活かす ＝ 「顧客にとって価値があり、かつ他法人に無いか、他法
                   人が弱い点を強調して戦うこと」
```

（3）顧客とは

```
「顧客」 ＝ 患者、紹介する医師・病院・施設等

 顧客が当病院を選ぶのは、
  ・患者自身が選択するのか？
  ・他の施設等の特定のポイントとなる人物が選ぶのか？
 という問題である。
```

したがって、ターゲットをどこに置くかによって、顧客が異なる点に留意する。

中小病院では、回復期リハビリ病棟、療養型病床のように主として他の病院から患者を受け入れる病院が多い。このような場合に、患者の処遇対策をメインにすることは、効果が低い考え方である。

送り先の誰が受け入れ病院を決めるキーマンとなっているのか、及び送り先のキーマン、役職、部署等に対しアピールできる当病院の強みは何か、を考える方が効果が高いことに気づく。

2 強みの意味を考える

> 強み ＝ 競合他社には無いか、または弱い、独自能力
> （ターゲット…競争する地域単位で考えること）

強みは下記2つに分けられる。
① 物・サービスなどの「直接的な価値」
② 人・法人文化、建物などの長期的に育成する「長期設備等資源」
　以上のポイントを考えながら、読者の病院がどのような「強み」を持っているか考えてみよう。

（1）直接的な価値…物・サービスなど顧客に価値（差別化）

（直接的な価値）
> 医療サービスは物品（薬品等）・サービス（診療）など、顧客にとって直接意味を持つもの。
> ✓サービスの違いが価値の源泉 ＝ 診療内容、顧客対応
> ✓サブサービスとして送迎、啓蒙セミナー、その他地域貢献活動等

（ポイント）
どこが他法人と違うのか
　・すぐに真似ができるものか…設備、医師確保、風土等の制約
　・強さの違いを考える…………かなり強いか、少し強いか
　　　　　　　　　　　　　　　これからも長期で強いか

（サービスの特殊性）

一般的なサービスより制約が多い点が特徴である。

つまり医療サービスは設備、人等により制約があり、この点は一般的サービスに近いが、医療法、薬事法など多数の法律等による制約があり、価格が一定、物の提供もある程度一定である点が最大の特徴である。

（２）長期設備等資源…差別化を強化する

特許、職員・経営者、法人文化、大規模な病院建物・設備等の資源は短期的に大きく変更することができるものではない。教育を続けること、及び長期的な投資をすることによって変化していく。

別な言い方をすれば、今はできないが将来努力すれば変化可能な資源であり、今は弱みであっても長期的には強みに変わるかもしれないということである。

長期設備等資源 ＝ 建物などの設備等資源 ＋ 職員などの人的資源

この点を安易に考えると、何でもできるという空想の世界に入る恐れがある。設備投資するにはお金がいるし、現在職員教育がうまくいっていない病院で大きく人を育てる方針をとることはハードルが高い。弱い部分の強化なのだから、並みの計画・努力では強みに変えることはできない。実務上は弱い部分は普通レベルでも良しとすることが多いのではと思われる。それだけ弱みを検討することは難しいことである。

だからこそ、まず「強み」をより強化する理由はここにある。

ここでは強い部分をより強化するために、また強い部分を長期的な強みとするために資源を投資するという観点で考えていく。

（3）顧客の絞込み

　当病院の強みを重視してくれる顧客を中心として戦略を組む方が効果的であろう。つまり顧客は絞って、目標を明確にして作戦を立てることが経営戦略の鉄則である。

① 顧客を絞る目的
　顧客を絞るのは、顧客を広く取ると多様な戦略が必要となり、顧客を絞って考えてきた競合病院に負けるからである。

② 顧客の絞り込み方
　✓自分（院長、理事長）がやりたい分野の顧客
　市場が十分に大きい、利益率が高い、かつ自分がやりたいことと一致する顧客がベストである。
　当たり前のことではあるが、自分がやりたいことには頑張れるという面があり、競合病院と似たようなことをする場合、競合者より効果的に頑張れば成功の確率が高くなるという考え方である。

　✓当病院の強みを重視する顧客…顧客目線
　戦略とは強みを活かして戦うことである。
　当病院の強みを重視する顧客を選べば競合に勝てる。また、そうでなければ負ける。
　自分が欲しい顧客が自分の強みを評価してくれないなら、その顧客が要求する水準へ強みを育てていくことが必要になる。長期の展望に基づく戦略であり、経営戦略の本質でもある…この点は後述する。
　当病院の強みは何か、それを評価してくれる顧客は誰かを明確にするのは極めて重要な問題であるが、最も難しい問題でもある。少なくとも読者

は今まで生き残ってきた病院の経営幹部であろう。
　特定の患者が当病院に多く集まるということは、少なくともその地域でサービス等は一律ではないということであり、当病院を選ぶ特有の強みがあるはずである。ただし、その強みは多数が良いと思うこととは異なる場合も少なからずある点に留意が必要である。患者から見た当病院の強みは立地しかないということもある。それでもよいのである。
　例えば、救急病院で高速道路の近くに立地する場合、患者からは特に立地がよいとは思えないかもしれないが、病院選択のキーマンである救急隊から見ると明らかに当該病院は優位と考えられる。競争の激しいアメリカでも、この面を活用して救急強化して生き残った病院を筆者は多数見ている。

3 効果的な経営戦略

　様々な検討をして戦略を練っても結果として役に立たないことも多い。「強み」に対する見方が今までの経営の延長線にある場合である。つまり過去の成功体験に固執すると、当然将来への歩みが弱くなる。過去は過去である。将来の環境が厳しくなっても生き残っていけるかどうかを検討することが必要なのである。

　強み、弱み、顧客などの考え方を丁寧にチェックし、今までの病院経営に対する見方を一度否定するぐらいの気持ちで取り組むことが重要である。

　ここでは短期と長期の考え方も検討していく。

(1) 角度を代えて考えてみよう

　強みという要素を、もう一度基本にかえって、当病院と顧客と競合する他の病院の方向性を考えてみる。

　目指すべきは、ターゲットとする地域で当病院が強い点を1つ見つけることである。そして、それをより強化できるかという点である。

① 顧客が当病院と競合病院を比較する

（視点）

> 顧客が、あなたの病院にどのような価値を求め、どのような視点・基準であなたの病院と競合する病院を比較しているのか

　医師の質、接遇、立地、設備、救急体制、他の施設での評判など、色々

なことが検討できる幅の広いポイントである。

　前述したとおり、立地だけでもかまわない。立地の持つ意味を掘り下げることが重要である。近隣に競合病院がない、高速道路の出口が近い、競合病院はあるが少し遠い、近隣のみ人口が集約している、近隣に介護関係施設・業者が多数あるなど様々な場合があり、さらにどのような患者がどれだけいるのか（質、ウェートの問題）など、検討すべき点はいくらでもある。

② 当病院が顧客に価値を提供する
（視点）

> あなたの病院のどのような強みを活かして、顧客にどのような価値（サービス）を提供するか

　強みが判明しても、その強みの価値を顧客に認識してもらうことが必要であるし、また顧客の嗜好を探り、より効果的に提供することが必要である。サービスの提供面での価値である。評判などの無形の価値も含まれる。

【例】
　当病院は医師の確保の面で他病院より秀でており、得意分野の手術件数が毎年増加し順調ではある。しかし継続的なアンケート結果では、今一歩地域の住民には知られていないようである。

（対策）
　ネット、新聞等マスコミ対策、地域勉強会の見せ方の工夫、手術件数の公表などで地域情報浸透戦略をめざしてみようか。またこの活動により、さらに医師が集まりやすくなる効果も。この流れで得意分野のセンター

化、及び地域 No.1 戦略の可能性が出てくるのでは？

③ 顧客対応力で差別化する

（視点）

> サービスに対する印象や満足は、顧客対応力により大きな影響を受ける

　同じサービスを実施しても、提供する職員の対応方法など顧客対応力の善し悪しにより、顧客にとっての印象は大きく異なる。この面は上記とは別個に検討する必要がある。接遇面であなたの病院にはどのような強みがあるのか。

【例】
　現状接遇で評判が良く、特に有名な診療科もないのに外来患者数も入院病床に比較し3倍（人気がある）の1日平均患者がきている。しかし、競合病院も最近接遇教育を始めており、将来は不安である。確認した限りでは接遇レベルも並より良い程度であり、極めて高いレベルとは言い難い。

（対策）
　患者数の多い今のうちに、弱み改善を含めた接遇に対する教育計画を長期で策定し実行する。また接遇向上のために明らかに多額の予算（年間3,000万円、3ヵ年計画など）を設定し、人・設備等の強化を図る。これなら他の病院は真似できないだろうし、長期的にも勝てるかもしれない。なお、無形なものへの投資であり無駄になる可能性も十分にあり、お金の使い方に細心の注意が必要であろう。

④ 具体的な行動計画

（視点）

> 長期と短期の行動計画が具体的であり、また両者が関連していること

　強みを強化するために計画を作るが、人・物・金の経営資源には限りがあり、この資源を効果的に配分して計画を実行しなければならない。計画があることにより、目の前の判断が易しくなる面と、逆に難しくなる面がある点に留意が必要である。

✓ 判断が易しい面：短期的には悩むこと…長期方針で判断など
✓ 判断が難しい面：実行すれば儲かるが、自らの長期方針とは違う方向　　　　　　　　　　　など

（作成すべき計画等）
・法人及び部門ごとの長期経営計画と次年度計画
　　計画と結果の確認方法も記載する。
・年度ごとの結果の測定及び評価計画
　　修正・調整手続も明確にしておく。

（2）効果的な対応…強みと機会の一致

　一番効果が出やすいのは「強みと機会が一致」した場合である。
　つまり、当病院の強みを活かすことにより、今後患者が大幅に増加する。その強みに沿うように、厚生労働省が今後高い診療報酬を設定する場合などが該当する。環境が良く内部的にも対応可能な場合は積極的な政策をとる方が良いという当たり前の対応である。

(注意点)

強みと機会が一致した状態とは、現状資源での最適を表す場合もあり、将来その優位性を確保できるとの保証はない。

(注意事例)

ケアミックス病院（一般病棟と療養病棟）で一般病床につき患者内容を検討した結果、さらに1病棟を最近話題の単価が高い地域包括ケア病棟へ転換することを決定した。急性期担当の院長は泣く泣く賛成したが、リハビリが強い当病院の特徴を活かすものであり、収入及び利益が増加し、最適な設定であったと関係者は考えた。

一般病床　　150床　⇒　一般病床　　　　　100床
医療療養型　 50床　⇒　医療療養型病床　　 50床
　　　　　　　　　　　地域包括ケア病棟　 50床

ただ、このような一般病床（急性期）の縮小により将来、問題が発生する可能性がある。つまり現状では法人利益上かつ人的資源上で最適な設定であるが、急性期病棟が100床になって縮小した診療科における各種人的制約、手術等の範囲などの制約もあるが、最大の影響は療養型、地域包括ケア病棟がメインと見えてしまう病院に対し、急性期担当の医師が集まるだろうかという点と、このような設定の場合、外来患者数が徐々に減少していく傾向がある点にある。

特に急性期担当の医師確保の点は重要であり、特別な対策を取らない限り、将来さらに一般病床を減少させなくてはならない状況になる可能性が高くなる。急性期部門の弱体化＝病院の特徴（強み）が低下していく可能性があるという面で長期的なリスクが発生している状況である。

経営戦略は長期的に勝つための作戦であり、長短を睨んだ戦略が必要である。また、長期的な取組みをし、新規分野に移行する場合は、経営陣または主要な幹部医師が望む分野、少なくとも嫌いではない分野であること

も条件となる。

(3) 効果的でない戦略

　効果がでない戦略で一番多いのは、希望する医師がいればできるであろう分野を選択することである。多くの経営者から漏れ出る希望的観測である。賢明な読者なら一番弱い方向に向かおうとしているということがわかる。中小病院を経営する上で専門医を確保、増強することは非常に難しいことであり、効果的な医師確保対策がない状況での戦略は単なる夢である。医師確保に対する実現性の高い対策が打ち出されていない状況では、該当する専門医を確保することがほぼ決まりそうになった時に考えてもよいぐらいの内容である。

　(効果的でない戦略)
　・勝てない戦略
　・勝っても十分な利益が出ない戦略
　・すぐに有利性が無くなる戦略…長期的展望
　・実現性が低い戦略

　上記で一番重要なのは「勝てない戦略」を採用しないことである。戦略は勝つためにあるのだが、往々にして格好がよいものに行きがちである。コンサルタントに依頼した場合によく作成される膨大な地域情報、難しそうな戦略の説明、よくある結論などが典型的な例であるが、形にこだわってはいけない。要は長期にわたり勝てばよいのである。

　(実行できる戦略のポイント)

難しくて理解できない（＝実行できない、勝てない）戦略は不要である

(4) 強みを強化する

　強みが判明しても短期的には価値があるが、長期的には不安になることが多い。強化することにより、長期的に優位となる対策を考える。具体的には、強みを絞り込んで1つのポイントに重点的に投資、活動を行うことである。経営戦略上は、1つの項目で明らかに優位であることは、強力な武器となる。他の項目は並でもかまわないのである（価値基準による評価は後述）。

4 ビジョン、目標

（1）ビジョン、目標

　効果的な視点は強みと機会が一致した世界であるが、それが経営者の希望、目標等のイメージに合わない可能性がある。経営者のやりたいこと、及びやらなければならないと強く感じることを実行する必要がある。

　経営者の管理能力、実行力その他経営力の点で大きな違いがあることは少ない。一方、やりたいことを実行するということは成功への大きな力になるし、また危機の時の対応力に大きな違いをもたらすものである。

　ビジョンや目標は経営者がやりたいこと、やらねばならないと考えていることを表明するものである。

（2）ビジョン、目標（理念）の伝達

　病院のような職員と患者を中心とした関係者が多数存在する業界では、経営者の目標、意思などを職員、患者等にうまく伝えることが重要になってくる。

　中間管理職は多数おり、管理職は部下が判断できないことを判断するのがメインの役割である。管理職の方から「正しい」判断はどうなのですか？　と聞かれることが多いが、それに対して筆者は「正しい」という言葉はあまり実社会ではないのだとまず答える。つまり経営では明確に正しいことは少なくて、状況とか経営方針とかを考慮して「適正」な判断をすることが多いのであるという言葉で返している。それだけ判断は曖昧かつ難しいため、判断の拠り所の1つである経営者の意図をわかりやすく伝え

ることは重要な意味がある。

　多くの職員等に経営者の意図を伝えるためには、伝わりやすい言葉、伝わりやすい表示が重要となる。簡潔であるのに、職員が業務上の判断に悩んだときに使える言葉である。

　経営者の方針を職員、患者へ伝えるには、イメージが伝わりやすい短い言葉がよい。

　下記はネットで公開されている病院の基本理念の例である。個性的なものも多い。個性的＝理事長の意思が見える部分であり、職員の判断の拠り所になる。

(3) 理念…事例研究

① グループ法人

【事例1】

（基本理念）

　　愛し愛される患者さまの喜ぶ医療と介護を求めて

- ・求められる医療と介護の実践　より早く、より安全に、断らない
- ・安心を与え何人も平等に医療と介護を受けられる施設
- ・地域住民、地域医療機関と密着した医療と介護の提供
- ・医療人としての自覚と技術向上への教育
- ・高度な医療と介護を継続提供する為の健全経営

〈コメント〉

　　医療の質を強く言わないところが、グループ経営的で面白い内容である。

【事例2】
(基本理念)

　　生命だけは平等

　　生命を安心して預けられる病院

　　健康と生活を守る病院

〈コメント〉

　　シンプルであり、力強さを感じる方針である。

【事例3】
(経営理念)

　　手には技術、頭には知識、患者さまには愛を

〈コメント〉

　　シンプルなのに内容が明確という点で、よく考えられたうまい理念である。

② **専門病院等**
【事例4】
(理念・方針)

　　××を病む方々のために、専門病院としての業務に徹する

　　「理念」と「基本方針」に基づき、常に患者様及び御家族の立場に立った品質マネジメントシステムを構築・運用し、計画的かつ効率的

な活動行います。

（コメント）
　専門性を徹底的に出すという大きな意思が職員・患者へ明確に伝わる。

【事例5】
　××病院は、耳鼻咽喉科医療を中心に、患者さんの安心感、信頼感および満足感の得られる医療サービスならびに医業サービスを一体的に提供することを第一義としております。

（基本理念）
　当院は、耳鼻咽喉科専門病院として、患者さんの安心感・信頼感ならびに満足感の得られる医療を提供します。

（医業経営への指針）
　1　利益ではなく、サービスの理想を追求しつづけること
　2　個々の患者のケアと幸福を、第一にかつ真摯に考え続けること
　3　スタッフ全員が他のすべてのメンバーの専門家としての進歩に関心を持ち続けること
　4　社会の移りゆくニーズに対応して変化していく意欲を持つことやらなければならないことすべてに対して、卓越した結果をめざす努力をつづけること
　5　絶対的な誠実さをもってすべての業務を行うこと

〈コメント〉
　「利益ではなく」と明確に表現しているところが大きな特徴である。

【事例6】

(経営理念)

　誠意を以って最善をつくす

〈コメント〉

　簡潔であり、誠実に頑張ってきたという面が強く出て好感をもてる理念である。

5 環境分析事例の研究

　外部環境のうち厚生労働省情報は、様々なところで議論されており、かつ収入に直結するため確認されている場合が多いと思われる。ここでは厚生労働省以外の外部環境である地域医療需要、地域特性等について研究してみる。第1章の日本全体（マクロ）の分析ではなく、小さな地域（ミクロ）の分析である。

　この環境情報を入手し、分析することは極めて面倒かつ大変な作業を要するものであり、大多数の場合で検討不足となる要素である。

　最近は、医師会、病院情報局（株式会社ケアレビュー）などで将来の医療需要などに関する詳細な地域情報を公開しており、従前と比較し検討しやすくなった。特定の地域に絞り込み、当該地域の病院の立場になって外部環境情報を入手してみる。

　膨大な量となるため、筆者の独断で茨城県筑西・下妻医療圏とする。当該地域は、東京中心部から少しだけ離れているが、近隣に人口増加の激しいつくば医療圏と旧来からの主要都市の水戸市を有する水戸医療圏に接している地域である。

　また、今後の医療需要の資料を見れば、2030年という長いスパンでは大半が病床不足という説明であるが、その途中の段階では第1章で説明したとおり需要は増えても個別の病院では患者不足となる場合のリスクを考慮して、2010年、2015年、2020年、2025年の実績及び予測値を重視することにする。

　なお基本となる人口推計値は、国立社会保障・人口問題研究所が公表している推計人口によるが、この推計値は2010年国勢調査をもとにしている。したがって、2010年は実績、2015年からは推計値である。

(1) 筑西・下妻医療圏の現状データによる特徴

　主要データは病院情報局（株式会社ケアレビュー）と日本医師会のJMAP（日本医師会のよる地域医療情報システム）というデータを使用する。非常によくできているデータであり、読者の近隣医療圏のデータは一読することが望まれる。

図表3-1　地域医療情報（筑西・下妻医療圏）

項目	計算方法	該当地域	県平均	全国ベース
一般病床数	人口10万人当たり病床数	400	633	699
精神病床数	人口10万人当たり病床数	153	251	264
療養病床数	人口10万人当たり病床数	341	192	251
医師	人口10万人当たり常勤換算医師数	61	126	153
看護師	人口10万人当たり常勤換算看護師数	233	438	632
入所型介護施設定員数	75歳以上千人当たり当り定員数	89	90	78
特定施設定員数	75歳以上千人当たり当り定員数	5	9	17

（注）入所型介護施設：介護療養型、介護保険施設、介護特別養護老人施設、グループホーム
　　　特定施設　　　：老人ホーム、サービス付き高齢者専用施設

　一般病床と精神病床が大幅に少ないが、療養型病床が極めて多いのがこの地域の特徴である。茨城県平均と比較しても大きく異なるためこの地域の特性といえる。近隣のつくば医療圏等に一般病床患者が流出し、病療型病床患者が流入しているものと推定される。

　また医師、看護師ともに少ない。これは病床数が少ないことと連動しているものと考えられる。なお、介護入所施設は平均より少し多い水準である。

(2) 筑西・下妻医療圏の医療需要の予測値

　経営戦略での長期計画を考慮して2025年推定値で考えることにする。この地域では、2025年に一般病床が594床不足するが、療養型病床はまだ少

図表3-2　茨城県筑西・下妻医療圏　二次医療圏別入院医療需要予測

結城市、下妻市、筑西市、桜川市、八千代町

	既存病床数	入院患者数	1日当たり入院患者予測(性・年齢階級別の全国平均受療率で試算した理論値)							病床過不足	
	2014/2月	2011/10月	2010年	2015年	2020年	2025年	2030年	2035年	2040年	2025年	2040年
一般病床	1,292	1,400	1,676	1,757	1,826	1,886	1,933	1,948	1,911	-594	-619
療養病床	954	700	690	775	848	910	978	1,046	1,089	44	-135
合計	2,246	2,100	2,366	2,532	2,674	2,796	2,911	2,994	3,000	-550	-754

※基準病床数　1,308

し過剰（44床）である。しかし、2014年2月ベースでは（以下同）、2015年でも既に一般病床は大きく不足（465床）しているのであり、2015年現在と2025年との比較だけで考えるなら129床分需要が増える程度である。また現状で不足する患者は流出し、近隣のつくば医療圏、水戸医療圏で吸収している状況であり、2015年現在で一般病床が溢れかえっているわけではない。

それではつくば医療圏と水戸医療圏を見てみよう。

図表3-3　つくば医療圏　二次医療圏別入院医療需要予測

常総市、つくば市、つくばみらい市

	既存病床数	入院患者数	1日当たり入院患者予測(性・年齢階級別の全国平均受療率で試算した理論値)							病床過不足	
	2014/2月	2011/10月	2010年	2015年	2020年	2025年	2030年	2035年	2040年	2025年	2040年
一般病床	2,814	1,500	1,658	1,839	2,009	2,180	2,342	2,474	2,566	634	248
療養病床	591	300	621	742	859	981	1,113	1,248	1,359	-390	-768
合計	3,405	1,800	2,279	2,581	2,868	3,161	3,455	3,722	3,925	244	-520

※基準病床数　2,542

つくば医療圏は2015年レベルで一般病床975床過剰地域であるが、療養型は不足（151床）している。2025年でも一般病床は634床過剰である。この地域は周辺医療圏からの患者が流入している地域であることがわかる。比較的筑西・下妻医療圏に近い大規模病院は、筑波記念病院、筑波大学、つくば医療センターなどである。

図表3-4 水戸医療圏 二次医療圏別入院医療需要予測

水戸市、笠間市、小美玉市、茨城市、大洗町、城里町

	既存病床数	入院患者数	1日当たり入院患者予測(性・年齢階級別の全国平均受療率で試算した理論値)							病床過不足	
	2014/2月	2011/10月	2010年	2015年	2020年	2025年	2030年	2035年	2040年	2025年	2040年
一般病床	4,735	2,500	2,803	3,062	3,280	3,466	3,611	3,700	3,720	1,269	1,015
療養病床	989	900	1,128	1,339	1,534	1,711	1,873	2,022	2,130	-722	-1,141
合計	5,724	3,400	3,931	4,401	4,815	5,177	5,484	5,721	5,850	547	-126

※基準病床数 3,482

　水戸医療圏は2015年レベルで一般病床が1,673床過剰であり、大幅に病床が過大とされていることが特徴である。2025年でも一般病床は1,269床過剰である。この地域は周辺医療圏からの患者が大幅に流入している地域であることがわかる。

図表3-5 入院医療需要予測（茨城県）

	既存病床数	入院患者数	1日当たり入院患者予測(性・年齢階級別の全国平均受療率で試算した理論値)							病床過不足	
	2014/2月	2011/10月	2010年	2015年	2020年	2025年	2030年	2035年	2040年	2025年	2040年
一般病床	20,992	15,400	17,133	18,610	19,945	21,104	21,957	22,361	22,279	-112	-1,287
療養病床	5,947	4,500	6,700	7,859	8,997	10,090	11,137	12,041	12,609	-4,143	-6,662
合計	26,939	19,900	23,833	26,469	28,942	31,194	33,094	34,401	34,889	-4,255	-7,950

※基準病床数 17,890

　茨城県全体では、2015年レベルで一般病床2,382床過剰地域であるが、療養型は不足（1,912床）している。しかし2025年では一般病床は112床不足に転換する。療養型はさらに不足となり4,143床も不足するとされている。なお、2010年から2015年までの間に一般病床1,477床分需要が増加するとの推計データである。この点について下記のとおり県単位で別途検討する。

（3）需要予測と実際との誤差

図表3－6　茨城県　病床利用率

（単位：％）

年度	総数	一般病床	精神病床	療養病床
平成14年	81.7	76.0	91.7	92.7
平成17年	81.7	76.6	89.6	90.3
平成20年	76.8	70.4	86.0	88.8
平成23年	77.1	70.9	85.9	88.3
平成25年	75.5	69.6	83.5	86.3
直近の増減率（％）	△2.1	△1.8	△2.8	△2.3
H17年からの増減率（％）	△7.6	△9.1	△6.8	△4.4

直近の増減率：平成23年と平成25年の比較

　第1章**図表1－6**（全国ベース）と比較し、概ね1.7倍の減少率である点が特徴である。

図表3－7　茨城県　平均在院日数

（単位：日）

年度	総数	一般病床	精神病床	療養病床
平成14年	35.9	21.4	513.3	197.4
平成17年	34.5	19.9	443.9	174.1
平成20年	33.0	18.6	394.5	179.8
平成23年	31.5	17.8	348.3	161.7
平成25年	29.7	16.8	328.6	161.5
直近の増減率（％）	△5.7	△5.6	△5.7	△0.1
H17年からの増減率（％）	△13.9	△15.6	△26.0	△7.2

直近の増減率：平成23年と平成25年の比較

　第1章**図表1－7**（全国ベース）と比較し、精神病床及び療養病床の減少幅が大きい点が特徴である。

　　　（精神）全国△14.4％　→　茨城△26.0％
　　　（療養）全国 △2.6％　→　茨城 △7.2％

図表3-8　茨城県　新入院患者数

(単位：千人)

年度	総数	一般病床	精神病床	療養病床
平成14年	277,860	268,129	5,057	4,027
平成17年	285,013	273,227	5,595	5,610
平成20年	281,644	270,494	5,985	4,986
平成23年	289,561	277,364	6,726	5,307
平成25年	299,525	287,223	6,929	5,203
直近の増減率（％）	3.4	3.6	3.0	△2.0
H17年からの増減率（％）	5.1	5.1	23.8	△7.3

直近の増減率：平成23年と平成25年の比較

　新入院患者数は全国平均と比較し、精神科を除き増加率は少し少ない状況である。

　病床数の影響は少ないため、一般病床を例とすれば平均在院日数の減少が大きく、新入院患者の増加では賄うことができないため、病床利用率が大幅に減少した（平成17年からで△9.1％）。需要予測では増加の予定であったが、実際は大幅な減少である。また、高齢者の増加と新入院患者増加に明らかなギャップがある。

図表3-9　茨城県　病床数

(単位：病床)

年度	総数	一般病床	精神病床	療養病床
平成14年	33,499	20,663	7,825	4,659
平成17年	32,896	19,274	7,662	5,695
平成20年	33,028	19,390	7,507	5,910
平成23年	32,460	18,991	7,466	5,787
平成25年	32,350	18,928	7,462	5,784
直近の増減率（％）	△0.3	△0.3	△0.1	△0.1
H17年からの増減率（％）	△1.7	△1.8	△2.6	1.6

直近の増減率：平成23年と平成25年の比較

図表3－10　茨城県　受療率（参考）

（単位：人口10万人対入院患者数）

年度	総数	45～54	55～64	65歳以上	70歳以上	75歳以上
平成11年	934	815	1,319	2,872	3,345	4,111
平成14年	918	756	1,166	2,820	3,288	4,011
平成17年	939	680	1,063	2,869	3,374	4,075
平成20年	884	597	954	2,574	3,096	3,749
平成23年	881	523	968	2,421	2,859	3,448
直近の増減率（%）	△0.3	△12.4	1.5	△5.9	△7.7	△8.0
H14年からの増減率（%）	△4.0	△30.8	△17.0	△14.1	△13.0	△14.0

厚生労働省平成23年度患者調査
直近の増減率：平成20年と平成23年の比較

図表3-11 茨城県 人口(参考)

(単位:千人(高齢者比率 %))

年度	総数	14歳まで	15～65	65歳以上	75歳以上	高齢比
平成14年	2,990	440	2,023	527	231	17.6
平成17年	2,975	423	1,974	576	268	19.4
平成20年	2,964	404	1,928	632	296	21.3
平成21年	2,960	398	1,912	650	303	22.0
平成22年	2,969	399	1,901	668	316	22.5
平成23年	2,958	394	1,888	676	326	22.9
平成24年	2,943	388	1,855	701	335	23.8
平成25年	2,931	382	1,821	728	344	24.8
直近の増減率(%)	△0.9	△3.0	△3.5	7.7	5.5	
H17年からの増減率(%)	△1.5	△9.7	△7.8	26.4	28.5	

23年増加率	−0.4	−1.3	−0.7	1.2	3.2	
24年増加率	−0.5	−1.5	−1.7	3.7	2.8	
25年増加率	−0.4	−1.5	−1.8	3.9	2.7	
26年増加率	−0.4	−1.6	−1.8	3.6	2.0	

(参考)

平成26年	2,919	376	1,789	754	351	25.8

総務省統計局「国勢調査」より
直近の増減率:平成23年と平成25年の比較

　高齢者が大幅に増加している点に留意が必要である。

図表3-12　一般病床　病床利用率（最近の動向）

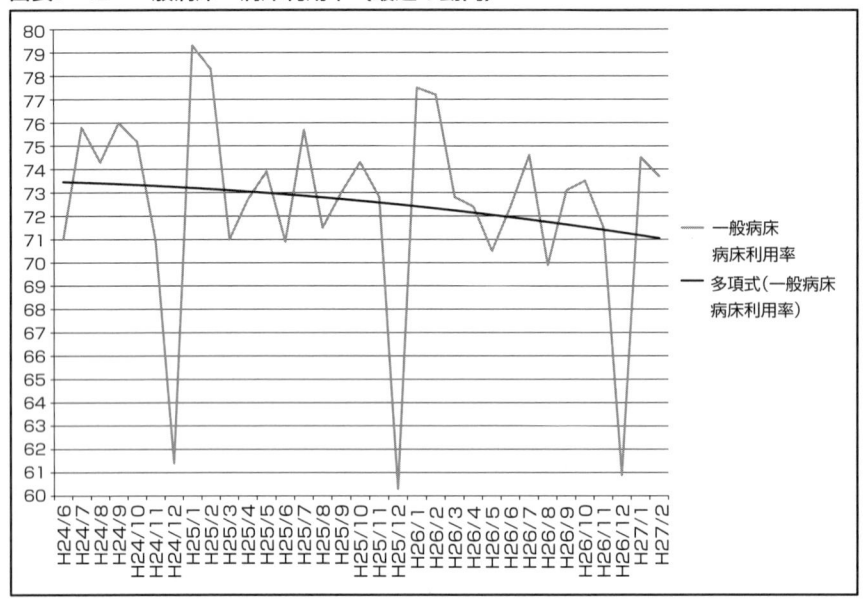

図表3-13　療養病床　病床利用率

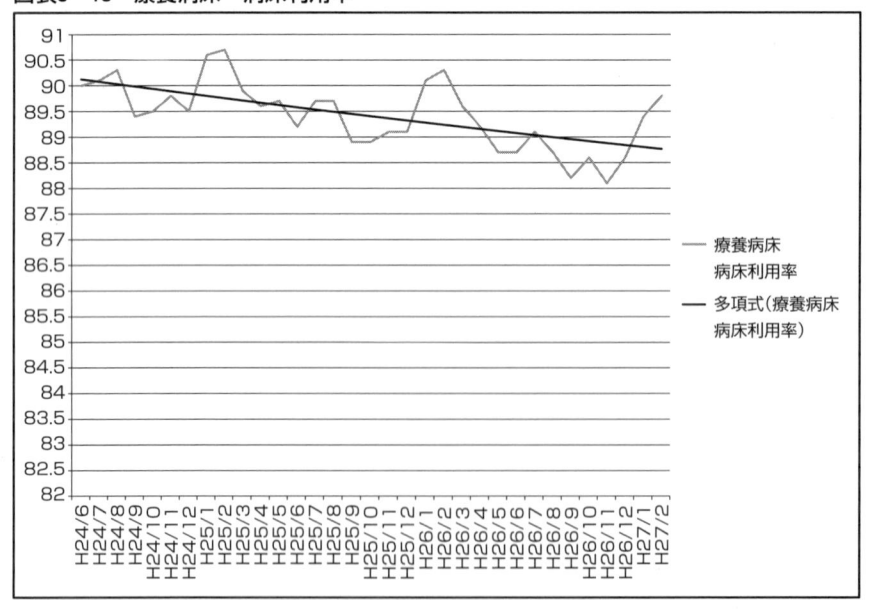

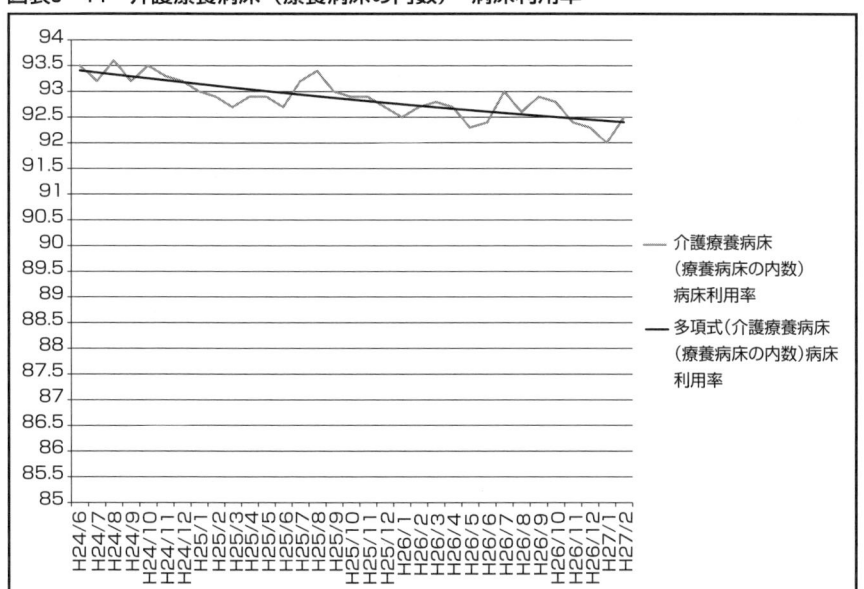

図表3-14　介護療養病床（療養病床の内数）　病床利用率

（注）このグラフは厚生労働省「病院報告」の月次報告をもとに作成している。月次の病床利用率は月末時点の入院患者数をもとに計算されており、正確な数値ではないが、その傾向を知るには有用な情報であるものと思われる。

　以上のとおり、茨城県一般病床で見ると直近数年間で大幅な高齢者の増加及び新入院患者の増加があったが、結果としては高齢者の受療率の低下、平均在院日数の減少により吸収してしまい、病床利用率は低下傾向にある。新入院患者数は平成17年から平成25年（8年間）で5％強しか増加していない点もポイントである。
　また月次の直前までの推移を見ても、その傾向に変化がないものと考えられる。
　当該地域において、高齢者の大幅な増加はあったが病院の稼働は落ちており、今後においても、医療需要（必要ベッド数）が増加するとは限らない。厚生労働省の政策と、茨城県人の健康意識などの変化によるところが

（4）再び「筑西・下妻医療圏」での分析

大きな医療環境内容は上記でわかってきたが、大きすぎて個別の病院の具体的対策には使えない。もっと細かく分析する必要がある。

一般病床に絞り、許可病床数と平均患者数をプロットする。

図表3－15　筑西・下妻医療圏の主要な一般病床の病院

病院名	許可病床数	平均患者数
A病院	253	81
B病院	199	174
C病院	173	29
D病院	113	92

（注）医療介護情報局（株式会社ケアレビュー）より、端数切捨てで記載
　　　B病院は同法人で別個に療養型専門病院109床を持っている。

【A病院】

常勤医師18名、非常勤60名で運営している。非常勤割合が大幅に多く、かつ平均患者数が許可病床数の約32％であり、253床の病床数を通常稼働するには概ね16人（一般病床は患者16人に医師1名）の医師が必要であり、医師が大幅に不足しているか、管理面で何らかの問題がある可能性がある。届出病棟は3病棟137床となっており、まず医師（及び看護師）確保以外には経営方針はあり得ないというぐらいの水準である。

【B病院】

病床稼働約87％であり、概ね良好な病院である。病院損益（平成27年3月期）は下記のとおりである。

　　医業収益　　4,952百万円
　　医業利益　　　　50百万円

経常利益　　　　　60百万円

　一般病床看護体制は10対1で、平成26年10月より地域包括ケア1届出を実施しており、療養病床専門の病院109床を別途持ち、また人間ドック、通所リハビリ、サテライトクリニック、特養など、積極的な地域密着政策を実施しているものと考えられる。

　なお、DPCデータでは月平均退院患者209.4名のうち63.9名を占める消化器系が強い病院と推定されるが、23年度、24年度、25年度と少し低減している傾向にある。全体の平均退院患者数は23年度212.8名、24年度200.9名、25年度209.4名と安定しており、平均在院日数縮小傾向にある一般病床では新患者数不足ではないかと考えられる。

　継続して一般病床不足地域であり、それを考慮すればもう少し新患者数がアップしてもおかしくはない。医師数の不足であるか、患者受入れに関する体制での問題があるのか検討が必要なレベルである。

　（当病院のみDPC制度加入病院であり、詳細な情報入手可能である。）

　財務的には「資本金」勘定があり、持分ありの法人と推定される。純資産が1,891百万円と高額になっており、持分なし法人への移行を検討する時期かもしれない。

【C病院】

　許可病床数173床（病棟届出は50床）に対し、平均患者数29名であり、危機的な病院である。大幅な赤字と推定されるが、医療法人ではないため損益の情報を入手することが難しい。

　常勤医師数7名、非常勤医師29名であり、明確に規模に対し医師が不足している。存亡の問題として医師を確保することが必要である。

【D病院】

　病床稼働概ね81％、看護体制10対1で一般病床数113床（届出108床）、回

復期32床、療養病床116床を持ち、回復期リハビリ病棟は3の届出と中間的な施設であり、何らかの要素を強化すべき病院ではないかと思われる。

　財源的には、持分ありの法人と推計されるが、純資産が128百万円と少額であること、及び売上（2,908百万円）を超える借入（3,454百万円）があるため、財務体質の改善を優先した方がよいのかもしれない。

(注)　データ：関東厚生局茨城出張所（医療機関申請受理）
　　　ネットで「関東厚生局　茨城　医療機関申請　受理」で一番上に出てくる。また医療法人の損益データは茨城県庁で閲覧することができる。

（5）市町村別人口分析

図表3-16　筑西・下妻医療圏人口

市町村	年齢	H17.1	H22.1	H23.1	H24.1	H25.1	H26.1	H27.1	直近増減率（%）	過去10年間増減	H37増減予定	予定・実績比較
筑西市	総人口	114,024	108,774	108,406	107,421	106,699	105,662	104,888	-0.7	-9,136	-9,529	-393
	65歳以上	22,949	25,434	25,501	25,908	26,801	27,734	28,673	3.4	5,724	2,690	-3,034
	75歳以上	11,065	12,755	12,911	13,117	13,520	13,612	13,755	1.1	2,690	3,852	1,162
稲敷市	総人口	52,866	52,121	52,406	52,094	51,880	51,692	51,567	-0.2	-1,299	-2,713	-1,414
	65歳以上	10,176	11,681	12,019	12,294	12,771	13,238	13,741	3.8	3,565	1,443	-2,122
	75歳以上	4,718	5,496	5,787	5,915	6,100	6,260	6,397	2.2	1,679	2,267	588
下妻市	総人口	46,910	45,366	44,894	44,474	44,116	43,777	43,425	-0.8	-3,485	-3,348	137
	65歳以上	8,892	9,820	9,724	9,862	10,127	10,462	10,769	2.9	1,877	1,315	-562
	75歳以上	4,418	5,186	5,162	5,229	5,258	5,276	5,269	-0.1	851	1,279	428
桜川市	総人口	48,935	46,409	45,553	44,930	44,336	43,698	43,022	-1.5	-5,913	-5,095	818
	65歳以上	11,287	11,833	11,751	11,746	11,948	12,224	12,499	2.2	1,212	1,089	-123
	75歳以上	5,695	6,578	6,614	6,618	6,646	6,632	6,614	-0.3	919	772	-147
八千代町	総人口	24,185	23,072	23,087	22,859	22,752	22,486	22,190	-1.3	-1,995	-1,710	285
	65歳以上	5,026	5,196	5,210	5,235	5,368	5,523	5,680	2.8	654	690	36
	75歳以上	2,577	2,868	2,904	2,873	2,900	2,911	2,876	-1.2	299	488	189
合計	総人口	286,920	275,742	274,346	271,778	269,783	267,315	265,092	-0.8	-21,828	-22,395	-567
	65歳以上	58,330	63,964	64,205	65,045	67,015	69,181	71,362	3.2	13,032	7,227	-5,805
	75歳以上	28,473	32,883	33,378	33,752	34,424	34,691	34,911	0.6	6,438	8,658	2,220
	65歳以上増減率（%）		9.7	0.4	1.3	3.0	3.2	3.2				
	75歳以上増減率（%）		15.5	1.5	1.1	2.0	0.8	0.6				
	65歳以上割合（%）	23.2	23.2	23.4	23.9	24.8	25.9	26.9			H37年(2025年)	32.9
	75歳以上割合（%）	11.9	11.9	12.2	12.4	12.8	13.0	13.2				18.1

（注）JMAPでの将来推計人口と2015年で比較して大きな差異はなかった（全項目3％以内の差異）。

上表は平成27年1月を基準として過去10年間の市町村別人口の推移と今後10年間の予測値を比較したものである。筑西市と稲城市で65歳以上人口の伸びが大幅に少なくなる傾向にある点に留意が必要である。

（まとめ）

当該地域で経営戦略を強く打ち出して積極的な活動をしている病院はかなり少ないのではと思われる。このような地域需要と供給体制が大幅に食い違う場合は市町村等政策の影響が大きくなりやすい。つまり政治的な要素が強くなることから、市町村立病院の新設、併合、大学病院との連携などの可能性が高い地域である。ただし、そのような病院は超急性期となる可能性が高く、既存の病院に対する影響より周辺地域（水戸、つくばなど）の病院の方が影響が大きい可能性がある。

経済性を重視した戦略的には、比較すべき病院が近隣にあまりない地域であり、少し強化すれば目立つということ、及び患者が近いことで立地としての優位性があるため、今後10年間は医師・看護師確保対策と接遇対策だけでも問題ないのではと思われる。本格的に戦略を組む場合は、さらに詳細な分析が必要である。

6 病院で主となる戦略例の研究

　ここでは、中小病院の経営戦略において想定される代表的な戦略を簡略化して記載する。
　また、下記の経営戦略を導入実施しても勝てるという保証はない。以下ではわかりやすくするために簡潔に記載しているが、職員、設備などの内部情報と地域情報は詳細かつそれぞれの病院で異なるものである。よく理解し、各種削除、加筆等調整を加えた上で策定、実行していくことが望まれる。

（1）急性期特化戦略…大病院との競合

　得意分野の洗い出し、かつ強化により、特定の分野で大病院を超える存在を目指す。

① 長期戦略
　・経営資源の特定部門への集中投入
　・専門医師の確保、教育体制の充実
　・地域連携強化
　・顧客対応力の向上

② 短期戦略
　・各種改善策の実行により利益を確保

（ポイント）
　✓ 競争が厳しくなれば得意分野を持つ中小病院同士の連携が重要となる点に留意する。

- ✓ 大病院は多数の診療科を持つため、本質的な意味で得意分野を持っていない病院が多い…意外と大病院は弱い
- ✓ 将来、手術等のアウトカムを重視することになった場合に専門病院は有利になる可能性が高い。なお、競争の激しい米国でも得意分野を持つ中小病院は生き残っている。

(2) 専門特化型

　中小病院には専門病院が本来規模的にも合っている業態である。今でも50～100床程度の産科病院、耳鼻科病院、眼科病院、整形外科病院など多数存在するが、総合病院の場合で考えると1診療科目で50床を超える診療科は極めて少ないことに気づくはずである。

　設備投資、コメディカル、事務等間接部門においても特化するため効率よく投資、活動できる面で十分に巨大病院と戦うことは可能である。逆に総合病院の方が、各診療科としては力不足であり、かつ設備投資も他の診療科の顔色をうかがわなければならないため中途半端な場合が多い。

　なお、最近急増している回復期リハビリ病棟も専門特化することの多い病棟である。下記は回復期リハビリの場合である。

① **長期戦略**
- ・アウトカム（在宅復帰率、ADL改善）重視
- ・専門医師、セラピストの確保
- ・医療連携強化
- ・顧客対応力の向上

② **短期戦略**
- ・1患者当たりリハビリ件数の向上
- ・在宅復帰率の向上

（ポイント）
- ✓ 現状は利益率が高いが将来的にはアウトカム評価が強くなることが予想される。新規参入が多い施設であり、現状のように利益率の高いうちに患者に有効な診療を先行して、かつ明らかに良好なアウトカムを達成できるかが長期戦略のポイントである。
- ✓ 比較的新設病床であり、設備投資額が大きく借入比率も高くなるのが一般的である。利益が出ていても財務戦略に留意して運営することが必要である。

（3）ワンストップ戦略

看護体制7対1に対する圧力が強くなるに従い、一部の病棟を他の病棟へ転換していく病院が増えて行くものと考えられる。患者サイドから見れば急性期の病院から他の病院へ行き、また違う病院へ回されるということは好ましいものではない。この患者目線の戦略がワンストップ戦略である。

急性期病棟から回復期病棟、療養型病棟、地域包括ケア病棟及び介護老人保健施設などを保有し、急性期を中心として病院等サービスを全て1法人または1グループで行うという戦略である。また介護分野まで取り込む場合も多いと思われる。

比較的大きめの中小病院でなければ、急性期病床が弱体化してしまうリスクがある形態である。評判の良い病院である場合だけであるが、患者にとっては最初から最後まで面倒をみてもらえるという意味で、「安心感」という非常に重要なサービスを提供することになる。

（ポイント）
- ✓ 顧客対応力の強化が重要

✓急性期での地域NO.1病院との住分け、または競合を明確にする。
✓外来機能を強化するか否かが重要（顧客の入り口をどこにするか）
✓急性期病床が弱体化しないよう医師（専門医）確保対策が重要
✓回復期など専門性が強い病床で患者担当が急性期医師となることが多く、リハビリ等の指示が不十分になりやすい＝種類の違う病棟であり、管理上の問題が発生しやすい点に留意する。
✓その地域のワンストップ型でNO.1になることが重要

なお、入口となる急性期病棟の強みが重要なポイントとなる。この戦略は特徴がない病院となりやすい傾向があるため、意図的に1～2診療科を強化することを常に検討することが重要である。

（4）地域密着戦略

① 長期戦略
　・顧客対応力の向上
　・医師の確保
　・福祉、介護業務への参入及び連携
　・介護職員の確保
② 短期戦略
　・各種改善策の実行により利益を確保
　・顧客対応力の向上

（ポイント）
✓医療の質の違いが少なくなることから顧客対応力が重要となる点に留意する。
✓将来急性期等の競争で負けた、または競争を避けた病院が将来算入し

てくる点に留意する。
- ✓ 地域によって高齢者人口が減少するタイミングが大幅に異なるため、地域の医療需要情報を詳細に分析することが必須である。
- ✓ 大多数はケアミックス病院と考えられるが、将来の診療内容の変化についての対応方針、構想を考えておくべきである。
- ✓ 特徴のない病院になりやすく、地域の同種病院で明らかなNO.1を取ることが重要となる。

　地域密着戦略では、介護業務がポイントになるが、低い給与による職員確保は限界に近い。業務内容を再確認し、業務効率化による処遇改善、及びノーリフト等業務改善による腰痛解消など、実施すべき課題があり、早急に改善し、地域にアピールすることが望まれる。

　これまで度々地域NO.1になることの重要性を強調しているが、サービスの差別化が形として明確にできない場合、長期的に勝つ要素としては市場シェアで感じるブランドイメージの影響は大きく、これも差別化の一種と想定されるからである。

　また、そのブランドイメージが、日々の顧客満足対策の実施により向上、強化されていれば簡単に導入できるものではなく、長期的な差別化が実現されたといえる。

　なお、有料老人ホーム等の高齢者住宅・施設については大手の株式公開会社が参入しており、2014年ベースの居室数上位から、メッセージ17,070、ベネッセスタイル13,794、ニチイ学館11,824となっており、規模及び資金力で大差が発生している。職員採用面、教育面、人事面などで今後の影響を検討しておくことが重要である。

（5）合併戦略

　究極の強み戦略は、得意分野を持った病院同士の合併である。これほど強い戦略はなかなかないが、実務的には実行が一番難しい。

　世間的には、対等合併といってもどちらかが主導権を握らないと、経営上の指示系統に無理が生じるためである。経営者であれば誰でも吸収されることは嫌うであろう。

　したがって、強力ではあるが、経営戦略を考える上では最後の手段としてとるべき戦略かもしれない。

（6）日帰り手術センター構想

　低侵襲、在院日数短縮、効率性に対する高い要求などは、よく考えると日帰り手術に近くなっていくということでもある。米国ではかなり浸透しており、全国チェーン店、グループ法人などが効率よく（全体としては医療費を小さく）、しかし利益率はかなり高い状況である。リスク、術式等一定幅の患者をまとめて実施するのであるから当たり前のことである。

　リスク管理方法など手術に対する取り組み方も異なり、センター化が必要であると考えられること、及び在宅との対応など検討すべき課題はたくさんあるが、時代の流れには合っていると考えられる。

（7）ケアミックス病院の留意事項

① 暫くは利益が出やすい状況にある点

　十分な利益が継続して長期間発生するということは、経営者としては成功していることを意味するものであり、この成功体験は次の対策にとって制約となることも多い。

② 診療体制

　回復期、療養型、地域包括ケア病棟それぞれ個性があり、診療体制も目的に合わせて変更すべきものであるが、多数の病院で急性期担当医師が最後まで面倒を見る体制となっている。リハビリの指示など不十分となる場合も少なからずあり、管理体制を再検討することが必要である。

③ 現在の適正と将来の適正とは違う点

　この点については3（2）での記載を参照。

（8）まとめ

　以上はあくまでも簡単な例であり、前述の詳しい地域情報と厚生労働省政策などの情報を十分に吟味して個性的な戦略を作る必要がある。長期で勝つということは、他の病院がまねのできないことをするということであり、特殊なことをするのだと考える方が多い。

　しかし、当たり前のことを徹底的に実行することも、意外と難しいものである。またやるべきことを徹底的に実施することができたら、次の課題もクリアしやすい。

　接遇においても、それだけを徹底的に＝地域で明らかなNo.1になれば、他の点は「普通」でも構わないのである。そのためには相当な情報入手と長期的な創意工夫が必要であり、それは経営戦略そのものでもある。

7 経営戦略でのツール（理解を深めるために）

　経営戦略の実践方法については多種多様な理論があり、それぞれ良い面と難しい面があるが、下記ではそのうち、筆者の私見として病院の場合で役立ちそうな理論の一部（要約）を記載している。

（1）基本構造…SWOT分析

　SWOT分析とは、経営戦略の基本となるものである。これまで解説した内容の基本部分はこのSWOT分析によるものであるが、SWOT分析そのものは簡単な考え方であり、どのように利用するかは経営者によって大きく異なる。

　　　自社の強み（Strength）　…内部環境のプラス要因
　　　弱み（Weakness）　　　…内部環境のマイナス要因
　　　機会（Opportunity）　　…外部環境のプラス要因
　　　脅威（Threat）　　　　　…外部環境のマイナス要因

　次表のようにマトリックスにすると理解しやすい。

	機会（Opportunity）	脅威（Threat）
強み (Strength)	当病院の強みと市場が要求している事業機会が一致 （ベストな位置）	当病院の強みで脅威を回避可能か？ 強みで対処可能⇒選択できるかも？
弱み (Weakness)	当病院の弱みで事業機会を逃さないか？ 企業の弱みが少しでも克服⇒選択できるかも？	最悪の状態 回避すべき！

SWOT分析では、外部環境と内部環境の現状を分析し、強みを機会に活かす（左上）、弱みと脅威の鉢合わせを回避する（右下）、強みを強化する（右上）、弱みを強みに変える（左下）という経営戦略の根幹となる考え方である。

（2）PPM（プロダクトポートフォリオマネジメント）

PPMとは事業の成長過程、位置による影響をマトリックスにしてわかりやすくした考え方である。PPMでは2つの軸を取り、縦軸に市場成長率、横軸にマーケットシェアを取って、マトリックスを作り事業を4つに分類する。

① **標準的なマトリックス**

市場成長率 大 ↑	花形事業 収入　大 支出　大	問題児 収入　小 支出　大
	金のなる木 収入　大 支出　小	負け犬 収入　小 支出　小

⟶　マーケットシェア　小

② **時系列の体系**

　　問題児 ⇒（導入期、成長期）⇒ 成長期（花形事業）⇒ 金のなる木 ⇒ 衰退期（負け犬）

　PPMは、病院のような規模の経済性が働く事業における事業戦略の方向性を考える上で有効なフレームワークである。

　医療業界での現在の花形事業とは、手術面ではカテーテル手術、整形外科手術、病棟面では回復期リハビリ病棟、地域包括ケア病棟などがあげられるが、介護療養型病棟などは金のなる木から衰退期になるか否かという状況かもしれない。

　上記表は、各病院が置かれているポジションがどの位置にあるかを確認し、次の対策を検討することに利用する。

（注意ポイント）
　成功体験による影響を考慮すれば、一番危険なのはもしかしたら「金の

なる木」ではないかと考えられる。金のなる木の位置は余剰となった資金を次の花形事業へ投資する時期なのであるが、実行（選択）できる幅が広く経営判断する上で一番難しいポジションともいえる点に留意したい。

（3）価値基準による戦略

価値基準による基本戦略
① 製品リーダーシップ
② 卓越したオペレーション
③ 顧客との親密さ

以上のうち1つを地域で一番にする戦略（他は並み程度）

① 製品リーダーシップ

病院の場合、製品リーダーシップは、突出した診療科目、突出した手術（医師）があることではないかと想定される。

② 卓越したオペレーション

管理体制について卓越しており、よくコントロールされ、結果として収益性が高い体制である。徳州会グループ、板橋中央グループ、池友会グループなどを想定することでイメージがわかるものと思われる。

③ 顧客との親密さ

特徴としては次のとおりである。
・最初から利益を得ようとはしない…まず関係強化
・顧客の内情についての知識等…高レベル
・常に期待以上のサービスを提供

- 顧客に合わせてサービスを調整
- 意思決定を顧客対応者に委譲

　この価値基準による戦略は、非常に効果的な対策であるが、実行には強力なパワーが必要であろう。経営者の意欲のレベルを問われる戦略であり、また競争の本質をつく＝長期的に勝てる可能性が高い戦略であり、筆者としては好きな戦略の1つである。

（4）BSC（バランススコアカード）

　経営戦略は、実行時に思ったほどうまくいかないことが多い。この点を解消するために考えられた戦略がBSCである。
　しかし、経営戦略の概要を理解していることが前提の内容であり、複雑かつ周辺知識がかなり必要であるため理解するのにかなりの時間を要し、結果として経営戦略の実行に貢献していない例も多い。理解できればかなり効果的な手法である。

（カードの記載例…簡単な事例）

視点	戦略目標	成果判断	目標値	その他
財務	収入増加 費用削減	前年同期比 前年同期比	5％ △3％	
顧客	新規入院患者の獲得 病診連携 接遇強化	新規患者数 紹介率、逆紹介率 苦情件数	10人／月 20％、40％ 50％減少	マナー講習
業務プロセス	手術室の効率性 病床稼働 迅速な外来診療	稼働率 病床利用率 所要時間	稼働率70％ 利用率90％	業務プロセス改善
学習と成果	医師等のスキル 積極的な風土	専門資格の取得 提案件数	 30件／月	資格取得助成制度 表彰制度

（ポイント）
① 財務、顧客、業務プロセス、学習と成果の要素を経営戦略上の最終目標に向かって、整合性をとることが BSC の最大の特徴であり、どの部門でも戦略を作り、かつ全体の戦略目標との関連性を感じることができることが最大の特徴である。
② 構想が大きく、複雑であるため途中であきらめることが多い方法であり、まずは簡単な形から始めることが重要である。

第4章　財務戦略

1 財務戦略の考え方

財務戦略の全体像を掴む

　財務戦略とは経営戦略を支えるため財務体質（会計関係）を改善し、安定的・機動的な資金調達活動を目指すものである。まず、事例で全体のイメージを感じることが重要である。

(事例)

当医療法人の財務戦略

　・財務体質改善のイメージ
　　　利益及資金5カ年計画（経営戦略との整合性）

　・財務体質改善と成長戦略の両立
　　　5年後の自己資本率50％目標達成
　　　業績評価体制、内部管理体制の強化

　・安定的かつ機動的な資金調達
　　　金融機関との連携強化、医療法人債の発行

　・グループ資金効率化
　　　集中事務・資金管理体制の整備

　・相続対策（出資金）
　　　持分なしの法人への移行

　経営戦略と連動する考え方であり、財務に関する長期経営計画などとも

言われるものである。相続対策のみ特異であるが、その影響が病院の財務に多大なる影響があるためポイントに追加している。

　順序は逆であるが、まず重要性の高い相続対策から説明する。

2 相続対策

　平成27年3月31日現在、医療法人は全体で50,866法人であるが、そのうち出資「持分なし」の法人は9,453法人であり、現在も大部分の医療法人が出資「持分あり」の状況である。

　(注) 出資持分とは、医療法人へ金銭、不動産などを提供したことに対する出資の地位であり、医療法人の場合には出資の多寡と議決権（社員1名1議決権）とが直結しないため、実質的には財産権（残余財産分配権）である。

(1) 持分ありの法人の問題点

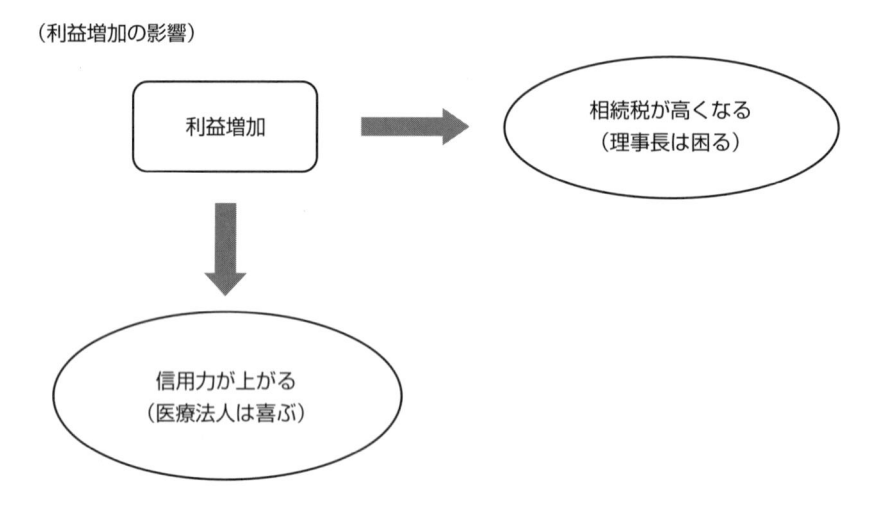

（利益増加の影響）

```
[利益増加] ──→ [相続税が高くなる（理事長は困る）]
    │
    ↓
[信用力が上がる（医療法人は喜ぶ）]
```

　上記のとおり、借入を有利（信用力のアップ）に行うためには利益を増加させる必要があるが、利益を上げると相続税が高くなって経営者が困るという矛盾が発生する。

2 相続対策

(出資金の払戻し)

```
病院の財産は
 ・土地、建物が主      →    医療法人では、
 ・現預金は少ない              払戻しする金はない
                                    ↕
                              個人では、
                              高い相続税が発生
```

　出資金を払い戻すのは、医療法人であるが、過去の利益は土地、建物などに投資しており、余裕のあるお金は少ない。医療法人の利益が増加し、剰余金が大きくなれば相続税も高くなり、納税資金が必要になる。しかし払い戻すお金が医療法人にはないという矛盾が発生する。

(持分なしの医療法人の場合)

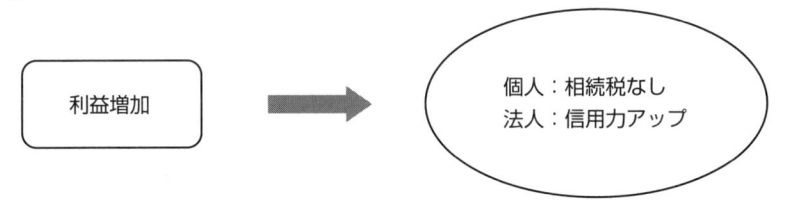

```
利益増加  →   個人：相続税なし
              法人：信用力アップ
```

　以上のように出資持分のある医療法人の場合、相続時に多額の税金が発生し、法人の財務に多大な影響を及ぼす場合がある。このため少しずつではあるが持分のない医療法人への移行を進めている法人が増えてはいる。しかし、移行に際して贈与税がかかる場合もあり、現状では大多数が出資持分ありの状態である。

　第1章、第3章にも述べたとおり、中小病院にとってさらに厳しい時代が来ることが予測される。財務に関する経営基盤の強化（利益維持、拡大）

は必須であるが、それは同時に相続税額の増加をもたらす。経営的に厳しい中で、このような相続税の問題が発生すると法人の存続にかかわる問題となる可能性のある由々しき問題である。

持分なしの法人への移行という財務戦略上重要な局面に対し、結論を出すべき時期が近づいてきている状況にあるものと推定される。

（2）対策の概要

移行の方法としては下記のとおりである。

持分ありの一般の医療法人

↓

持分なしの医療法人

一般の医療法人	自由な設定だが、贈与税が発生
非営利型一般の医療法人	組織要件が厳しい（無税）
特定医療法人（別掲）	組織要件が厳しい（無税）
社会医療法人（別掲）	組織要件が厳しい（無税）

持分なしの一般の医療法人になる以外は役員のうち親族割合3分の1の要件、その他厳しい非営利組織要件があり、一族経営を実質放棄することになる場合が多いと考えられる。

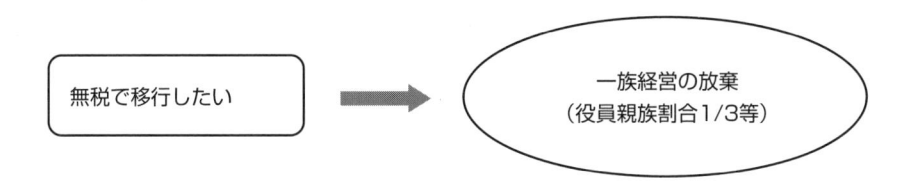

```
┌──────────────┐         ╭─────────────────────╮
│ 無税で移行したい │  ──▶   │  一族経営の放棄        │
└──────────────┘         │ （役員親族割合1/3等）  │
                         ╰─────────────────────╯
```

　以上より、非営利型の医療法人の組織要件は経営上の大きな制約条件となるため、筆者は共同経営、公益性の強い法人など特別な場合を除き持分なしの一般の医療法人をお勧めしている。贈与税さえ少なければ、非営利要件のない持分なし医療法人へ移行した方が良いということは当然のことである。

　なお、社会医療法人への移行は、相続税だけの問題ではなく地域医療に貢献するという経営スタンスを明確にするということを意味する。明確に法人は社会のものだという意識が必要であり、その代わり医療保健業非課税などの特別な特典＝社会的に認められているという重要な意味を持つことになる。別個に検討すべきである。

（3）持分なしの一般の医療法人

　持分なしの一般の医療法人（非営利要件を満たしていない医療法人）は、移行時の贈与税、相続税など特殊な点を除き今までの医療法人と何ら変わるものではない。

　その特殊な点とは下記のとおりである。

① 移行時の贈与税

　移行時の剰余金に対し贈与税が発生する点が特徴である。

　ただし、評価額が低減する方法、時期等があり、個別検討してみなければ判明しないのであるが、税額は予想より低い場合が意外と多い点に留意

が必要である。

(贈与税が思ったより安くなる理由)

相続税及び贈与税の不動産の評価は世間の常識とは下記の点で違う。
- 土地の評価＝路線価または固定資産税価額に少し調整した額
- 建物の評価＝固定資産税評価額

土地の路線価は土地時価の80％が目安であり、固定資産税評価額は一般的には、土地時価、建物帳簿額より大幅に低く（60％前後）なることが多い。評価額自体が少なくなるため税率は高くても意外と税額が低い場合が多い。

また、土地の形が悪い場合、貸付している場合など評価が下がり、同様に贈与税が思ったより低くなる。

早期に専門家の簡易評価を受けることをお勧めする。

② 移行後の税務上の取扱い

これは他の非営利型の医療法人も同様であるが、資産から負債を引いた純資産が概ね1億円を超えると大会社扱いとなる場合があり、交際費等について特別な取扱いが必要である。

③ 後戻りの取扱い

持分なしの法人になった場合は、元（持分ありの法人）に戻ることはできない。

(4) 納税猶予…認定医療法人制度

平成26年度税制改正における、認定医療法人の相続税納税猶予制度が発表となった。持ち分ありの医療法人が、認定医療法人となれば病院の財産

に関する相続税、贈与税が猶予または免税となるものである。
　特徴として以下の点が挙げられる。
- 受付期間：平成26年10月1日から平成29年9月30日
- 認定の日から3年以内に持分なしの法人へ移行すること
- 認定は厚生労働省
- 定款の変更2回必要（持分なしに関する事前と事後の変更）
- 出資持分にかかる相続税・贈与税の猶予または免除

① 非営利要件を満たす場合

　贈与税免除の場合は後述する非営利要件を満たす場合である。非営利法人になるという方針を採用した場合には、経営幹部事故等に対するリスク対策として有効である。

② 一般の持分なし医療法人への移行の場合（非営利要件を満たさない）

　納税申告自体は通常時と同様にタイムリーに行う必要がある。また納税を猶予されるだけであり、利子税がかかること及び手続が煩雑であることから、非営利要件を満たさない医療法人へ移行する場合は採用されない可能性が高いと思われる。

（5）持分あり一般医療法人の相続対策

（概要）

　持分のない医療法人では相続税は不要である。ここでは相続税が重要な問題となる持分の定めのある医療法人社団（経過型医療法人社団）を取り上げる。新たに医療法人を設立する場合はすべて持分なしの医療法人となったため、現在は持分の定めのある医療法人を設立することはできない。
　この経過型医療法人について、代表者の死亡による相続が発生した場合

には、多額の相続税が課税される可能性が高い。しかし病院は建物や医療機械等の設備が多く、内部留保利益に見合うキャッシュを保有していることはほとんどないため、相続税支払いのため資金繰りに窮する場合が少なくない。現状の出資金の評価及び適切な対策の構築が必要である。

① **相続対策の基本**

相続対策は財産の評価を低くすることが基本であるが、どの対策も長期間効果を高められるものは少ないのが特徴である。

例えば、不動産等の購入など借入金とセットにし、評価の引下げを実施する対策があるが、これは借入金が減額していけば効果が低くなるし、また土地等の時価の変動については無力である。

さらに最近では人口減少を受けて賃貸アパートなどの空室問題（市況）の問題が取り上げられることが多くなっている。相続は突然発生するものであり一般的な対策は思ったより実質的な効果は少ないこと、及び大きなリスクが発生することが多い点に留意いただきたい。

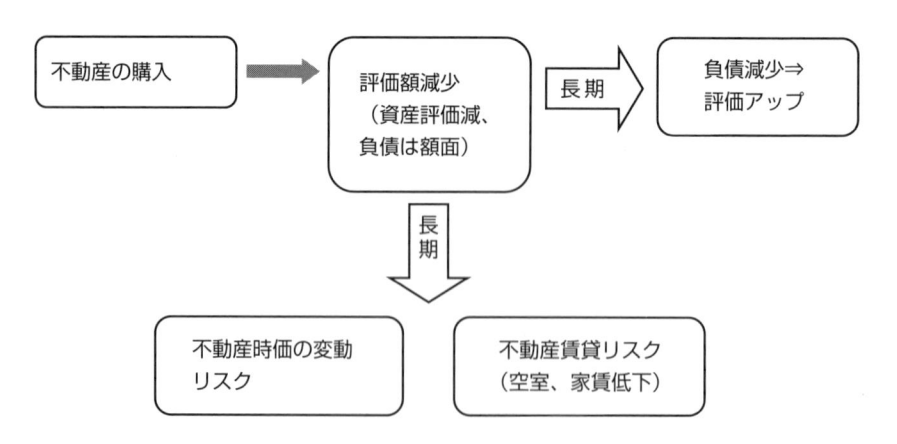

不動産の購入 ⇒ 評価額減少（資産評価減、負債は額面） —長期→ 負債減少⇒評価アップ

↓長期

不動産時価の変動リスク　　不動産賃貸リスク（空室、家賃低下）

また、医療法人は附帯事業及び関連会社の運営に関する制約があり、一般の会社より対策が難しいものと思われる。

このような問題が発生しないように取り組むことが重要である。
具体的には次のとおりである。
- 持分なしの医療法人への移行
- 出資金の譲渡または贈与
- 社会医療法人等への移行

② 出資金の評価概要と対策のポイント

　持分なし法人への転換、出資金の譲渡などを実施するために最も重要な要素が法人の評価である。比較的価格が低ければ所得税、贈与税等が少なくなる。

（評価の概要）

　医療法人の売上高（医業収益）の多寡、従業員数などで、事業の規模を大中小に区分し、類似業種比準価額と純資産価額のどちらか、または併用する方法で評価する。内容はかなり専門的であるので、この点は税理士、会計士等の専門家に確認する必要があるが、過去から累積した利益剰余金が比較的多い法人の場合には、類似業種比準価額方式が有利なことが多い点に留意してほしい。

　下記では、その評価の節税上のポイントのみ記載する。

（ポイント）
- ✓ 年度利益に大きく影響される類似業種比準価額による算定がポイントである
　　利益の影響が、純資産の3倍もある計算方式。
- ✓ 売上20億円以上は大法人＝類似業種比準価額のみでの評価OK
　　純資産価額より大幅に低くなる可能性があるということ。
- ✓ 中小法人＝類似業種比準価額と純資産価額との併用

ただし、どの場合でも純資産価額のみの評価OK。

③ 類似業種比準価額上のポイント

医療法人は配当がないため下記の2つで評価する。

　　利益水準　　　3倍の評価…影響が大きい
　　純資産の水準　1倍の評価

この方式は利益の評価の影響を高くする方法であり、利益が小さくなれば評価が下がる。

　　⇒退職金、会計処理の見直し、保険などで利益圧縮

退職金、保険などは事実の発生、実態を伴っているか、また経営上の必要性など十分に検討して設定する必要がある。

節税のみを目的とした利益の意図的な減少は、租税回避行為として税務訴訟等の危険性がある点に留意が必要である。

　㈗ 役員退職金

　　　税務上の退職金の損金算入の限度額は下記の計算での功績倍率3倍強とされている。

　　　損金算入限度額＝月額報酬 × 勤続年数 × 功績倍率

　　　なお、理事長等の高位の役職を退職しても医師等の職員としての職務を行うことは可能であり、また非常勤理事としても継続勤務可能である。概ね、従来の月額報酬の半分以下にすること、従来と経営に関する業務が明らかに違うことなどの実態を伴うことが必要である。

　㈩ 会計処理の見直し

　　　類似業種比準価額上の純資産は税務上の利益剰余金をベースにして算定される。この意味で含み損失がある場合、逆に含み益がある場合も純資産額に影響はないことになる。このため含み損がある資産の売

却、税務上任意項目である未払費用等（〆日後の期末給与未払額）の計上などの会計処理を実施しておくことが必要である。
　(ハ) 保険
　　　類似業種比準価額では実際の利益を圧縮することが重要であり、経営上必要な保険であり、かつ損金算入額が多いものが有利となる。詳細は法人税の項目を参照。

④ 純資産価額上のポイント

資産、負債を時価評価する。時価評価の方法は複雑であるが、土地は路線価、建物は固定資産税評価額が基本となる。

（純資産評価のポイント）
① 役員退職金も効果あり
② 保険
　　ここでは純財産額を算定する目的であるため、その年度の損金算入額は問題とならず、移行時における評価額（払戻し予定額）がポイントとなる。目的によって商品の選択が異なる点に留意が必要である。
③ 建物の評価が固定資産税評価額であり、実際の取得価額より大幅に低いことが多いが、取得後3年間は時価となることに留意が必要である。

（6）持分なしの医療法人への移行…非課税要件を満たさない

　一族の経営権を維持し、かつ相続税の課税をなくすためには、贈与税がかかることを承知の上で、あえて持分なしの医療法人へ移行することである。
　相続税は不要であるが、持分の放棄は個人の持つ財産権の放棄を意味す

るものである。また重要事項決定権は社員1名1議決権であり出資の多寡には影響はないが、経営に対する抑止力（払戻し請求権）という面を持っている。持分のない医療法人への移行を選択する際には、この点を考慮して判断すべきである。

なお、移行時の財産評価額が低ければ、法人が負担する贈与税額は当然に少なくなる。

(メリット)
・移行に関して、社会医療法人や非課税要件のような厳しい要件は一切必要とされず、経営の自由度が確保される。
・持分を放棄した後は、法令等の変更がない限り永続的に相続税の税負担の問題が解消される。
・贈与税は医療法人が負担する。個人に財産を流出して支払う贈与税・相続税に比較し、流出時の所得税等の税金が発生しない。

(デメリット)
・贈与税評価額が基礎控除額110万円以下などの場合を除き、税負担（贈与税）なしでは移行できない。

(移行に対する準備)
　持分の定めのない医療法人への移行を検討する際には、出資金の評価額をどのように捉えるかが必要となる。つまり、建物建替え後3年経過時には評価が大幅に下がるなど移行の時期の検討、また各種評価引下げ対策を実行する必要がある。

⑥ **出資金の譲渡**
　出資持分の親族（子または孫など）への譲渡または贈与も少なからず実施

されている相続対策の1つである。これも評価額の低い時期に実施することにより負担を少なく移行ができるが、持分なしの医療法人へ移行する場合と比較し下記の点が異なる。

(譲渡の場合)
・譲渡価額を支払うために、買主が資金を用意する必要がある。
　　調達は税額ではなく譲渡価額となり、概ね税額の2倍以上の資金が必要である。
・譲渡所得税は利益の20％と比較的低いが、売主の負担となる。
・譲渡所得での評価では土地は時価となっており、相続税での路線価に比べ少し高くなる。時価とは路線価の25％増しが目安である。
・1代または2代をスルーさせる方法であり、相続税を完全に無くすことはできない

(譲渡の事例)
　　所得税評価額5億円（相続税評価額4.5億円）
　　譲渡所得税1億円弱（利益の20％）
　　関連会社による取得
　　関連会社は全額借入により資金調達…5億円の借入
　この場合譲渡所得税は20％であり、効果的に見えるが5億円の資金を調達する必要がある。
　金融機関から借り入れる場合が多いのだが、出資金は損金にならないこと、また関連会社の支払いは元本の返済であり、有税資金で賄うことになる。
　譲渡時に税金（譲渡所得税）、借入金返済時にまた税金（関連会社の法人税）がかかるという意味で、この方法では大きな節税をすることは難しいのではないかと思われる。将来の利益に対する相続税の上昇分を繰り延べると

いう対策と考える。

（贈与の場合）
・贈与税率は比較的高く、かつ個人が負担しなければならない。
・1代または2代をスルーさせる方法であり、相続税を完全に無くすことはできない

（7）持分なしの医療法人への移行…非課税要件を満たす

　一定の非課税要件を満たした上で、出資者が持分を放棄し、持分の定めのない医療法人へ移行した場合には、社会医療法人または特定医療法人と同様に、移行に係る贈与課税等は非課税とされる。

（メリット）
・移行時に贈与税がかからない。
・持分を放棄した後は、原則として永続的に相続税の税負担の問題が解消される。

（デメリット）
　この際の非課税要件は、社会医療法人や特定医療法人の要件に比べて少しだけ緩和されているものの、かなりの制約がある

　この方法を採用する場合は社会医療法人の場合と比較し制約での差が少ないのに、社会医療法人のメリット（医療保健業非課税）もないため、社会医療法人、及び特定医療法人を選択するか否かの経営判断をすることが必要である。

(8) 社会医療法人及び特定医療法人への移行

　社会医療法人とは、第4次医療法改正により認められた新しい医療法人である。公益性の高さや救急医療・へき地医療等の要件があり、移行のハードルが高い医療法人であるが、認められた場合には、医療保健業で法人税が非課税となる。特定医療法人とは、租税特別措置法によって認められた医療法人で、社会医療法人に準ずる要件が必要とされるが、法人税につき税率が軽減されている。社会医療法人または特定医療法人は持分の定めのない医療法人であり、出資者は持分を放棄する必要があるが、この際贈与税等の課税関係は生じないため負担なく持分のない法人へ移行が可能である。

（メリット）
・移行以後、法人税等の税負担が非課税または減少する。
・移行以後、永続的に相続等に関する問題を解消できる。

（デメリット）
・移行に際して求められるハードルが極めて高い。
・社員、役員に対する制約が強く、一族経営ではないとの認識が必要
・要件は継続的に満たす必要があり、要件を満たさなくなった場合は、法人は遡及して課税される。

　特に社員、役員に対する制約が強いこと、及び救急要件など継続的に遵守しなければならず、相当の覚悟をして臨むことが必要である。社会医療法人は要件が厳しいため、節税というよりは、社会的な地位（公的な医療法人に見える＝病院の強みを作る）、及び附帯事業要件が緩いことなどを得るために、出資財産を提供すると考える方が合理的である。

検討十分な長期経営対策なのか、または目的が曖昧で単なる財産放棄（財産がなくなるから相続税は不要）を意味するのかという問題にもなり、十分な検討が望まれる。

(9) 出資額限度法人に移行（参考）

> この出資限度額法人はメリットが少ないため最近はあまり検討されないが、移行済みの法人も少なからずある。
>
> 出資額限度法人とは、出資に対する払戻しを出資金額面に制限する法人をいう。出資額限度法人は、払戻額を出資額に限定するが、他の持分の定めのある医療法人との合併により、再び一般の持分の定めのある医療法人へ後戻りすることが可能であるため、出資金の評価は一般の持分の定めのある医療法人と同様に行われることとなっている。
>
> ただし、下記の要件を満たす場合には、移行に際してのみなし贈与等の課税関係（法人・個人を含む）は生じないこととされている。
>
> ・出資者の3人及びその者と親族等特殊関係を有する出資者の出資の合計額が、出資総額の50%以下であること
> ・社員の3人及びその者と親族等特殊関係を有する社員の数が、総社員数の50%以下であること
> ・役員のそれぞれに占める親族等特殊関係を有する者の割合が3分の1以下であることが定款で定められていること
> ・社員、役員又はこれらの親族等に対し特別な利益を与えると認められるものでないこと
>
> （メリット）
> 社員の退社に際しての出資払戻しに関する、資金問題及び税負担を解消できる。
> 後述の社会医療法人等や持分の定めのない医療法人（非課税要件を満たすもの）に比べて、移行時の非課税要件のハードルが少しだけ低い（実態はかなり厳しい条件である）。

(10) 出資金払戻しにより相続が発生した場合の税金（参考2）

> 持分のある医療法人での相続税等の課税関係は下記のとおりである。
>
> ・出資者である社員が退社した場合
> 　退社する社員は、内部留保利益に出資の持分割合を乗じた金額に相当する金額の払戻請求権を有する。実際の支払いの可否については、社員総会の決議によって決定される。この場合実際の払戻金によって以下のようになる。
>
> （出資持分相当額の払戻金を受け取ったとき）
> 　退社した社員に、払戻金相当額から出資金額面の金額を控除した金額が配当所得（総合所得…高い税率）として課税される。
>
> （出資持分相当額の払戻金を受け取らなかった場合）
> 　退社した社員に本来支払うべき払戻金相当額を、支払わないことにより医療法人に対して受贈益が課税されるか、他の出資者に対し贈与税が発生する。

3 財務戦略の概要

　以下では、財務戦略を支える会計などの基礎用語を下記の3つの項目で簡潔に説明する。
　　・会計　　法人の財政状態や経営成績を把握
　　・資金　　資金の調達と運用
　　・目的とすべき財務体質、資金調達能力

(1) 会計

　会計とは、法人が営業活動を行っていく上で発生する取引などを記録・集計し管理面、及び報告面で役立つ情報を提供する活動である。
　一般的には「財務会計」と「税務会計」、「管理会計」の3つに分類することが多く、内容は概ね下記のとおりである。

① 財務会計
　財務会計とは利害関係者に、財務状況や経営成績を説明・報告する目的で、財務諸表（貸借対照表・損益計算書など）を作成することである。
　（財務会計の役割）

> ・決算書を都道府県等へ提出する役割
> ・貸借対照表と損益計算書を作成する役割
> 　（作成に会計上のルールがある）

　財務諸表の作成には一定のルールがあるが、医療法人では「病院会計準則」によることが望ましいとなっており、強制規定ではないことがポイン

トである。なお、多くの法人が退職給付引当金を計上していないが、計上すれば債務超過となる可能性もあり、実質的な影響を考え十分な吟味が望まれる。

② 税務会計

　税務会計とは当該年度の税額を計算し、税務署に申告するために作成する会計のこと。税法という強制規定であり、財務会計と完全に一致するものではない点が特徴である。しかし、大多数の医療法人は概ね税務会計と一致した計算（＝税務を優先しているということ）をしている。

　本来は税務と会計を分離し、それぞれのメリット・デメリットを検討しながら、原則として財務会計による決算書を作成した方が望ましいのであるが、実務上は会計特有の処理に関する理解不足、及び負債増加によるデメリット等により税務会計に近い決算となっている。

　なお、節税という言葉は俗語であり、この税務会計の一部の要素である。

（税務会計の役割）
- ・決算書を基礎として納税額の計算をすること
　　（作成に一定のルールがあるが、必ず財務会計と一致するものではない）
- ・税務署へ申告書を提出すること

③ 管理会計

　管理会計は、経営者・管理者などに意思決定のための情報を提供する目的で作成される会計である。管理会計は内部利用目的で作成するため、その作成方法は自由である。個々の医師の業績を詳細に集計する、ある部門を廃止した場合の資金及び損益の動向を集計するなど様々な目的で、経常的にまたは臨時に作成する。制度的な制約がないため、経営者にとって何が重要な情報かという観点が求められる項目である。

経営改善の過程において、管理費の詳細を知るために補助科目を設定して常時詳細な情報を取っていたが、数年経過後は単なる慣例処理となる場合も多い。このような可能性がある場合、その場で詳細な情報を集めて結論を出し、会計帳簿、定例報告書の様式は修正しないという方法（詳細分析）を採用する方が望ましいことになるが、これは典型的な管理会計の手法であり、かつ管理者のセンスを問われるものである。

（管理会計の役割等）
- 管理会計＝意思決定するために情報を整理すること
  社会一般のルールとは関係なく、法人の利益、管理のために会計情報などを利用する。
- 自由な発想が可能なところが最大の特徴

（2）資金調達

資金調達とは、法人が外部から事業に必要な資金を調達することである。資金調達方法としては、資本（自己資本）による調達と、負債（他人資本）による調達の2つに大別できる。

（資金調達の概要）
- 資本等による調達 ： 追加出資、基金拠出
- 負債による調達 ： 借入＋社債発行

資本による調達とは増資による調達であり、また、負債による調達は、金融機関からの借入、社債の発行による資金の調達を含むものである。社会医療法人のみ有価証券としての社債が発行可能であり、また一般の医療法人も私募債（医療法人債）は発行可能であるが、現状では金融機関借入金利が相対的に低いため十分には活用されていない。

したがって、医療法人の場合、ほとんど金融機関対策といってよい。金

融機関からの資金調達でのポイントは、損益主義への転換である。つまり従来は担保の価値を重視していたが、近年は財務内容、特に損益（経常利益）中心となっている。業績のよい医療法人で融資金利1％未満は当たり前の状態であり、財務戦略が法人の信用及び費用（支払利息）に強い影響を与える時代となっている。

　節税をして費用（支払利息）を多くし信用をなくすことと、徹底的に利益を出し、現状の支払利息を大幅に圧縮し、また銀行信用（将来の投資に対する有利な資金調達）を得ることと、どちらが望ましいが考えてみるのもよいと思われる。

（3）財務体制、財務組織

　（経営戦略に見合う財務機能の構築）
　経営戦略を立案するだけでは実現可能性が確保されない。その経営戦略が現実として有効か否かを再吟味することが必要であるが、その場合に財務特に資金調達能力面での確認が最も有効である。

　現状の財務体制では経営戦略実行に疑問符がつく場合は、経営戦略を修正するか、財務戦略を優先させて財務改善を先行して実施することが必要不可欠となる。財務体制を確立・強化し、財務施策を立案・実行することにより経営戦略が実行可能となってくる。

　なお、強い財務部門、充実した財務組織が必要との説明も多いが、本稿では戦略に必要不可欠な財務体制との表現とする。財務戦略は特別に重要な項目であるが、基本は経営戦略の一部であり、戦略上必要不可欠な程度の組織・体制を整備することが重要であって、要求される以上の水準は必要ではない。組織人員も特別な目的がない限り必要最低限が望ましい。

　病院は、大企業（公開会社など）並みの管理組織、機能が必要かといえば疑問がある。大企業の決算書の読者は主として投資家（株主など）であり、

病院とは大幅に観点が異なる点にも留意が必要である。なお、内部牽制など病院でも有効な政策は採用すべきであるが、経済性と効果とを十分に吟味することが重要である。大会社方式は形式的なところが多く、その効果に疑問を提示する専門家も多い。

　また選択した経営戦略に速やかに対応できるか否か、財務の重要性を経営陣がよく理解できているかも重要なポイントといえる。言い換えれば財務活動を目標に対し効率的・効果的に実行するための主要メンバーの考え方・取り組み方が最も重要なことである。

4 財務戦略の実務的観点での本質

　病院における財務戦略の具体的な本質は何なのかという点を、実務家の観点で考えてみよう。

（1）財務戦略の本質

```
・資金調達能力を強化
　　⇒　経営戦略の実行面でのチェック、サポート機能
・経営者、管理者が財務内容を理解する機能
```

・経営戦略が実行可能な資金調達能力を強化
　　戦術、戦略を考え、かつ実行するために必要な機能であり、経営戦略の主要な一部であるという考え方である。

・経営者、管理者が財務内容を理解するため
　　経営戦略が経営者の中で十分には構築されてない状況でも、改善状況の確認、資金調達及び決算内容確認は、経営者にとって重要な事項である。

・都道府県等の関係機関などへ財務報告を行う…形式的に実施するだけ

（2）財務戦略の内容の変化

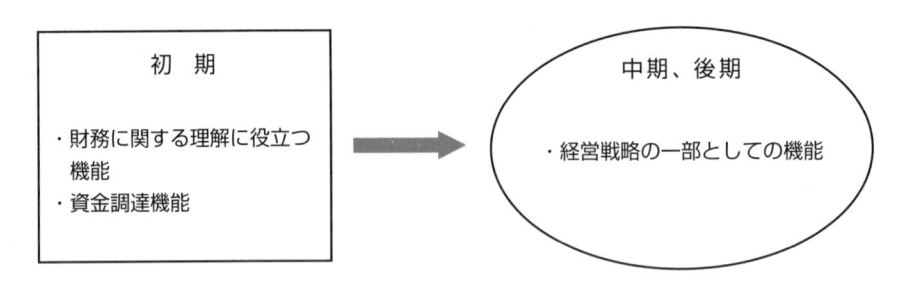

```
┌─────────────────┐              ╭─────────────────╮
│      初　期      │              │    中期、後期    │
│                 │   ──────▶    │                 │
│・財務に関する理解に│              │・経営戦略の一部と │
│  役立つ機能      │              │  しての機能      │
│・資金調達機能    │              │                 │
└─────────────────┘              ╰─────────────────╯
```

（初期）

　　経営者及び管理職が会計情報などを理解する。
　　　　⇒　業務改善の必要性の確認、改善結果の確認
　　　　⇒　良い経営戦略の策定が可能

（経営戦略が概ね決定）

　　経営戦略に見合う財務戦略への移行（経営戦略の一部として）
　　　具体的には、財務諸表の表現方法改善、利益対策、経営改善等を通して、将来目標に見合う資金調達能力の向上をはかる。

（3）経営者の財務諸表の理解

　財務情報を提供する側は、経営者のタイプによる理解の程度により情報内容を変化させることが重要である。例えば、医療行為には強いが財務を理解することが難しいタイプについては、経営判断に必要な主要な項目（売上、人件費、借入など）の変化を把握するための情報にとどめるなど、幅があってもよい。

　経営者のタイプにより、それぞれの経営者が必要とする情報をつかむことが重要である。事例で考えてみよう。

下記は決算報告の一例であり、この内容でどのような質疑がなされるのかを予想して見ることにする。

決算書の報告事例 　　　　　　　　　　　（単位：百万円）

項目	当期	前期	増減額
医業収益	2,000	1,950	50
材料費	400	360	40
人件費	1,000	970	30
経費	450	480	△30
医業利益	150	140	10

① 標準的な経理の説明

　当病院の収益は20億円（2,000百万円）で前年度比50百万円の増加である。これに対し費用面では材料費40百万円増、人件費30百万円増、経費が30百万円減少し、結果として医業利益は10百万円増加しました。

　増収増益でございます。

② 質問回答例1

　質　　問：上記の損益は増収増益で良いように見えるが、主として経費の減少によるものであり、材料費の増加はどのようなものであろうか？

　経理回答：薬品費の増加30百万円、医療材料費の増加10百万円でございます。

③ 質問回答例2

　質　　問：材料費の増加についてはどのような理由で増加したのであろうか？　収益増加額の80％に相当するものである。どのような理由で増加したのであろうか？

　経理回答：用度課と確認し再度ご報告します。

④ 質問回答例3
さらに
　　質　　問：人件費について、今期の人件費率は50%であるが、比率は少し悪化しているように見える。どのような理由で悪化したのか？
　　経理回答：看護師処遇アップによるものであります。
　　追加質問：具体的にどの項目が増えたのか、また、それによって看護師の退職率が減少するのか？　または採用費用が減少するのか？
　　経理回答：人事部に確認して報告致します。

　以上のように、簡単な損益計算書でも見方によってはたくさんの確認すべきことがある。経理担当者が主として作成するが、経営者にとってはどこが作成したということは関係なく不整合な部分、感覚的に受け入れられないポイントは確認することが必要である。現状把握と改善ポイントになる場合が多いものである。
　また経理は数値から現場を推定し、内容確認して実態をより表す決算をする部門であり、本来は主要な増減内容を理解すべきであるが、多くの病院経理では上記のとおり表面的な説明しかしていないようである。
　このように大きな改善ポイントは主要項目の増減傾向により判明することも多く、経営者としてはこのような傾向に敏感でかつその内容をよく理解しようとすることが重要であるが、情報過多となって経営者が判断できなくなる場合もある。報告する経理・医事関係管理職については、経営者の特徴をよくつかみ情報量及び情報の質についてコントロールすることが必要である。
　情報、選択肢が多すぎると経営判断力が鈍る傾向にあるように感じる。

経営者に提示する場合は単位百万円で、かつ詳細資料は報告書とは別途に準備して必要な場合に提示することが望まれる。

（参考）

行動経済学者であるエルダー・シャフィール博士が提唱した法則
　・決定回避の法則：人は選択肢が多くなると逆に行動を起こせなくなるという法則

　・現状維持の法則：人は選択肢が広がり過ぎると、逆に普段と同じものを選んでしまうという法則

　良い経営者は財務に関するペーパーに強くない方が意外と多いが、なぜかピンポイントで運営上の重要な点との整合性を確認する傾向がある。そのような経営者に過大な経理情報は不要であり、法人の業績が主要項目でどのような傾向をもっているのかの説明を中心とすべきである。
　また財務諸表論、財務戦略論という学問で必要とされる項目は、できる限りすべての経営関連項目を網羅するよう記載されている傾向がある。学問であるからこその体裁であるが、実務上は不必要なものも多い。使えない理論はいかに高度・かつ詳細な内容だといわれるものでも経営上の意味はない。

（4）経営者として必要な観点

（財務諸表理解のポイント）

・実態と数値を結びつけたときの素直な疑問
　　売上、費用が長期的にどちらの方向に進んでいるか？
　　なぜその方向へ進んだのか？
　　変化があったところではどのようなことが発生していたか？

・平均的な数値との比較の意味

人件費率、借入比率などの数値は平均的な数値とどれくらい離れているか？
それは当病院のどの特色、特徴と関連するものなのか？

・経営戦略との関係
　目指している病院に近づくためには何が不足（人、物、金）しているか？
（注）以上の内容で会計の知識は少ししかいらない点に留意

　以上のとおり、財務諸表の詳細な情報を見ることが重要ではなく、実態がどのように動いているか（動的分析）、それがどのように財務諸表などに反映されているかを、経営者として理解し、経営に反映するかが重要だということである。その意味で会計の知識はいらないのである。

　なお財務管理は本来この目的（経営戦略、経営改善等）で構築されるものである。この意味で自己資本比率30％以上、借入比率50以下などという静的な分析指標は、どちらかといえば政府、会計専門家、金融機関などが気にする指標であり、資金調達活動または資本政策で効果的な指標である。

　自己資本比率が悪かったとしても具体的改善策は、利益を出すか（利益を出すために何をすべきかの答えはでない）または増資する他ないため、この比率自体から直接的な利益の改善策に結びつくことは少ない点に留意が必要である。

　なお、財務戦略上では資金調達の面で影響があるため、長期的に変化させることが必要である。

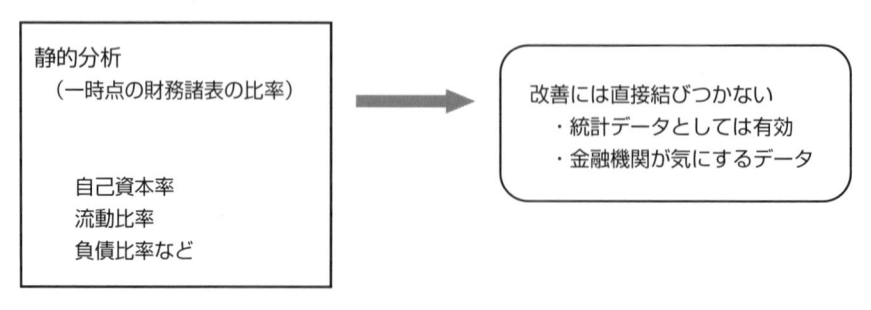

```
静的分析
　（一時点の財務諸表の比率）        →   改善には直接結びつかない
                                        ・統計データとしては有効
    自己資本率                         ・金融機関が気にするデータ
    流動比率
    負債比率など
```

(5) 資金調達の観点…財務諸表の変化の影響

```
銀行が好む内容
 ・売上の増加
 ・利益（特に経常利益）の増加
 ・借入比率の低下

銀行が嫌う内容
 ・役員・関係会社貸付金等の増加
 ・赤字
 ・債務超過
 ・自分の責任
```

金融機関が好む内容か否か＝資金調達に影響するか否かの観点である。

・利益の増加

　これは資金調達能力の向上と繋がる。ただし、借入比率が極端に高い場合は、金融機関の信用を確保するためには相当な利益（利益率）が必要となる。最近は財産・売上よりも利益（経常利益）を評価する傾向にあり、資金調達上最も重要な項目といえる。

・借入比率の低下

　これも資金調達能力の向上と繋がる。ただし、債務完済だけは留意が必要である。業績が良い場合はそれを見せることが重要であり、借入金がある限り決算書を毎年提示することとなり金融機関へのアピールという面で有効である。

・役員・関係会社貸付金等の増加

　資金調達能力の低下…迂回融資との観点で悪いイメージが高くなる

点に留意が必要である。

・経常利益の増加
　資金調達能力の向上となるが、特別損失により最終利益が赤字になる場合はその内容による。

・債務超過
　最悪の状態である。この場合は全精力をかけて債務超過を消すことに注力することが重要である。対処方法は、利益を出す以外にも様々な方法があり、諦めないことが大事である。

・責任
　銀行員は自己の責任という面に対し敏感である。決して融資確定するまでは確約はしないことが通常である。財務担当者はこの点をわかってあげて、可能性が高いか否か、またはどの点が足りないのかなどの判断をすべきである。

（6）節税と財務戦略

　節税の多くは法人の利益が減少するものであるが、ある一定の資金を保留する効果をもつ点が特徴である。資金調達能力の向上は資金の増加を意味するが、そのためには利益を出すことがより効果的である。この意味で矛盾する問題といえる。
　なお第3章とも連動するが、明確な経営戦略を打ち出せないでいる法人も多いものと考えられる。そのような場合には以下のように考えるのも一考である。

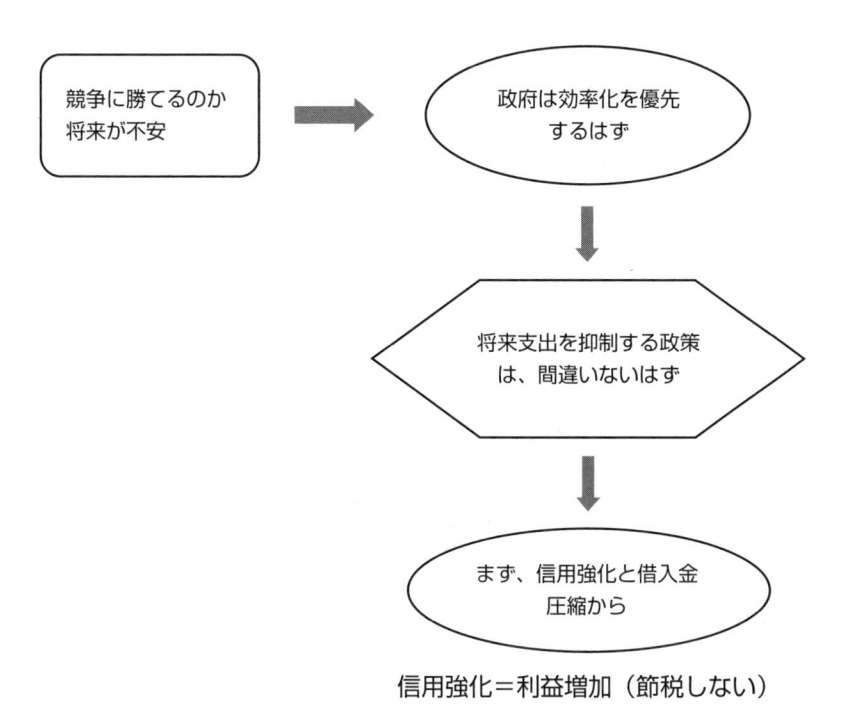

4 財務戦略の実務的観点での本質

```
┌──────────────┐      ╭──────────────╮
│ 競争に勝てるのか │ ──▶ │ 政府は効率化を優先 │
│ 将来が不安     │      │  するはず      │
└──────────────┘      ╰──────────────╯
                              │
                              ▼
                    ╱──────────────────╲
                   ╱ 将来支出を抑制する政策 ╲
                   ╲ は、間違いないはず    ╱
                    ╲──────────────────╱
                              │
                              ▼
                      ╭──────────────╮
                      │ まず、信用強化と借入金 │
                      │    圧縮から    │
                      ╰──────────────╯
```

信用強化＝利益増加（節税しない）

　ここでも経営戦略＝長期的にどのような舵取りをしたいのかを最重要命題として全体のバランスを考えながら取り組むことが最も重要である。

　なお、現状の問題として節税を実行するか否かによる利益増減の典型的なパターン（両極端の場合）を別途記載した。

（利益計上の場合）

```
利益増加
　　⇒ 銀行信用アップ
　　　　⇒ 借入金利減少
　　　　　　⇒ 利益増加
　　　　　　　　⇒ 税金増加（実行税率30%以下）
　　（病院のキャッシュフローは原則として増加する）
```

（節税の場合）

```
利益減少
　　⇒ 銀行信用ダウン
　　　　⇒ 借入金利上昇
　　　　　　⇒ 利益減少
　　　　　　　　⇒ 銀行対応コスト上昇
　　　　　　　　　　⇒ 利益減少
　　　（税金が減ったが、利益も減った…残ったキャッシュも減った）

現状の利益が多すぎる場合、将来の利益不足に対してプラス効果
```

（注）実行税率とは、翌期に費用になる税金（事業税）などを調整した利益に対する実質的な税率である。

（7）リスク管理と財務戦略

① 病院のリスク管理…財務の観点から

病院のリスク管理という面では、下記の項目などが重要である。
- ・レセプト請求上の不正
- ・医療事故
- ・使途不明金など大規模な脱税

　財務の観点からは不正請求と脱税を説明する。病院の経営基盤を揺るがすほどの内容となる可能性を十分にもった項目である。診療報酬の不正請求が判明したため倒産した病院、脱税により理事長退任、医師資格剥奪となった病院・医師、両方の問題発生により経営を乗っ取られた事例もある。
　なお、上場会社の近年の事例を見ると、いくら余裕資金を保有していても、重大な事件が発生すれば短期間に倒産等になる時代である。経営者の経営判断能力、危機管理能力を問われる時代ではないかと思われる。

その際に必要なことは重要性の問題で、最も重要なこと及び予想しがたい重大事件と、通常判断していることを同列に置いて議論しない（判断するテーブルを完全に変える）ことである。非常事態に常識は通用しない場合が多いのである。その意味で「公益社団法人危機管理協会」の危機管理主任試験などを受けてみるのも一考である。

② **病院関係者**

病院は専門家が大多数の特殊な組織である。どちらかといえば閉鎖的な構造といえる。また、一般的な取引及び財務に関して知識・経験が少ない経営者・管理者が多い。この点を利用して病院に取り入り、利用する業者等も存在するようである。次の点に留意が必要である。

（理事）

関与するなり理事、幹事などの役職を要求する人には注意。

（社員）

社団医療法人の社員は法人の基本となるものである。任期もなく、理事を決定できるという重要な権限を持っており、決して安易に選任するべきではない点に留意すべきである。なお、理事または監事と社員を全員同一人とする必要はない点と出資金額に関係なく1人1議決権であることも覚えておこう。

（財務の基本的な考え方）

どのような人でも、人間である限り弱いところ、時期がある。
不正の可能性は否定できないが、管理体制が良好であれば不正の可能性は低い点に留意が必要である。大事な職員を悪事に誘引するような管理体制がよくないのだという考え方である。

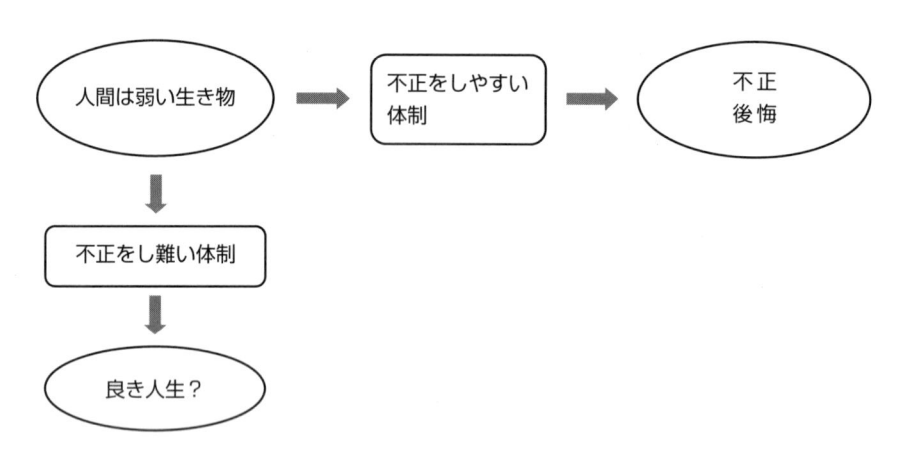

```
┌─────────────┐      ┌──────────┐      ┌─────────┐
│ 人間は弱い生き物 │ ───▶ │ 不正をしやすい │ ───▶ │  不正   │
│             │      │ 体制      │      │  後悔   │
└─────────────┘      └──────────┘      └─────────┘
       │
       ▼
┌─────────────┐
│ 不正をし難い体制 │
└─────────────┘
       │
       ▼
┌─────────────┐
│  良き人生？   │
└─────────────┘
```

　逆に言えば、経理関係者で「私を信用してください」と言う人は信用してはいけないということを意味する。また人間は何年経っても、相手のすべての面をわかるということはないのである。丁寧に対応していくことが重要である。

5 財務戦略の事例研究

　ここでは経営戦略を受けて、財務戦略の根幹部分を記載しているが、あくまでも典型例であり、地域分析等によりその内容は法人、病院ごとに異なる点に留意してほしい。

(1) 急性期病棟特化型

　中小病院で専門性を高めるためには医師の確保が最大のネックであり、かつ高額医療機器がセットとなり資金繰りを圧迫することが予想される。

① 資金調達面
- ・利益の確保により調達枠確保
　　　年間利益目標　4億円（経常利益率5％）
- ・自己資本比率40％目標（5カ年計画）
- ・売上高借入比率50％目標（5カ年計画）

② 設備投資面
- ・特定部門への集中投資（経営戦略方針に基づく）
- ・高額設備投資予算5億円（3カ年計画）
- ・通常償却費年間3億円で、高額設備含む年間投資予算4億円

つまり利益を出さなければ返済強化できない体制である。

③ 人材確保面
- ・奨学金制度等により看護師安定的供給確保（年間予算20百万円）
- ・最大重点項目：医師確保のための先行投資額2億円（5年間）予算確保

④ 会計面
  ・早期償却、早期費用計上方式の選択
  ・退職給付引当金の設定
    （利益目標4億円を明らかに超過するタイミングで実行）
⑤ 財務等報告面
  ・投資効果の測定
  ・市場占有率
  ・医事請求業務の効果測定
  ・未収金の回収効果測定
  ・持分なし医療法人への移行（3年計画）

（2）専門病棟特化型

　回復期リハビリ病棟を事例とする。新設施設であり、借入比率が高く、利益率が高いことが予想される。他の専門病院も同様であり、その高い利益率を維持することは、高い効率性が確保されていることを意味し、将来の単価引下げに対する財務的な優位性があることを意味する。

① 資金調達面
  ・利益は最大に出す
    年間利益目標　2億円（経常利益率8％）
  ・自己資本比率50％目標（5カ年計画）
  ・売上高借入比率50％目標（5カ年計画）
② 設備投資面
    必要不可欠のものにする。
③ 人材確保面
  ・奨学金制度等によるセラピスト、看護師安定的供給確保（年間予算10百万円）

・リハビリ専門医の確保対策に予算20百万円（3年間）
④ 会計面
・早期償却、早期費用計上方式の選択
・退職給付引当金の設定（利益目標2億円を明らかに超過するタイミングで実行）
⑤ 財務等報告面
・病床利用率
・セラピスト1名1日当たりリハビリ回数、在宅復帰率、ADL改善状況
・急性期病院との連携状況（病院別紹介状受入数など）
・未収金の回収効果測定
・持分なし医療法人への移行（3年計画）

（3）ワンストップ型

急性期病床の専門性を維持、向上するためには医師の確保、高額医療機器がセットとなり資金繰りを圧迫することが予想される。なお、大病院と競合する可能性が高い病院は接遇をも重視すべきである。

① 資金調達面
・利益の確保により調達枠確保
　年間利益目標　3億円（経常利益率5％）
・自己資本比率35％目標（5カ年計画）
・売上高借入比率60％目標（5カ年計画）
② 設備投資面
・高額設備投資予算3億円（3カ年計画）
③ 人材確保面等
・奨学金制度等による看護師安定的供給確保（年間予算20百万円）

- ・医師確保のための先行投資額年間50百万円
- ・接遇改善予算20百万円
④ 会計面
- ・早期償却、早期費用計上方式の選択
- ・退職給付引当金の設定
  　　（利益目標3億円を明らかに超過するタイミングで実行）
⑤ 財務等報告面
- ・投資効果の測定
- ・地域占有率
- ・地域別患者情報の動向
- ・経営改善効果の測定
- ・未収金の回収効果測定
- ・持分なし医療法人への移行（3年計画）

（4）地域密着型

　介護の施設のウェートが高く、利益率が今後低下する可能性があること、及び介護スタッフの確保が難しくなっていることを考慮する。また制度的には在宅復帰率が要求されてくる可能性が高い分野である。接遇と効率性の面を重視した戦略が要求される側面である。

① 資金調達面
- ・利益は出せるときに出しておく
    年間利益目標　2億円（経常利益率6％）
    節税を実施する（利益が下がった時のヘッジの意味）
- ・自己資本比率30％目標（5カ年計画）
- ・売上高借入比率60％目標（5カ年計画）

② 設備投資面

- 100床で許認可が取れれば老健を建設する
    総投資額12億円
    ただし、今後3年間で許可が下りない場合はサ高住60ベッドを建設する。
    総投資額　6億円
- 人的業務改善に関する機器等への投資1億円（5ヵ年計画）
    その他は必要最低限にする。
- 特養で50床以上が可能ならば、社会福祉法人で参入する。
    なお、社会福祉法人を設立する場合は、非営利型の法人を複数設立し、役員体制等で経営権の乗っ取りに対する対策を講じておくことが必要である。

③ 人材確保面
- 奨学金制度等による安定的供給確保（予算5百万円　外国人等含む）
- 接遇強化対策として年間予算20百万円
- 介護職員に対する教育予算20百万円

④ 会計面
- 早期償却、早期費用計上方式の選択
- 退職給付引当金の設定
    （利益目標2億円を明らかに超過するタイミングで実行）

⑤ 財務等報告面
- 病床利用率、各種施設の稼動率
- 在宅復帰率、ADL改善状況
- 各種介護施設との連携状況
- 持分なし医療法人への移行（3年計画）

（5）経営戦略が曖昧な場合

　経営戦略が曖昧な場合は、財務戦略としては保守的な方法、かつ単純な作戦を取ることをお勧めする。
　（接遇を強化）
　　　　⇒　どのような場合（戦略）でも接遇は効果的である。
　（借入比率が高い法人）
　　　　⇒　利益重視による借入返済、利益上昇時の金利交渉
　（特に大きな問題のない法人）
　　　　⇒　節税と利益とをバランスして実施する
　（地域的に10年後の患者確保が心配な法人）
　　　　⇒　徹底的に利益を出して、財務強化を図る
　　　　　　（作戦が決まっていないのに投資はしない）
　　　　　その間に勝つための戦略を練る。
　なお、厚生労働省の政策は、増加する高齢者による医療需要増加に対し、いかに経済的効果の高い政策を取るかという点であり、今後増加が大きい分野に厳しい対応をしてくるものと考えられる。
　特に在宅、介護関係となると費用圧縮の有力手段が見つかっていない状況である。費用が増加すれば経済的な圧力が強まる可能性が高く、かつ方針が読めない分野となる。
　その際に強いのは効率性が高い施設である。つまり同じ業務を実施する際に費用の安い病院は生き残り、高い病院は赤字に苦しむという構造である。厚生労働省がケアミックスを嫌っているという話はよく聞くが、その要因として効率性に問題がある点があるのではと考えられる。中途半端な指揮命令系統では効率性を上げることはできない＝コストが割高となり単価引下げに対して弱い立場となる可能性がある。明確な方針が定まらない法人は、徹底してコスト（借入金利含む）を引き下げることが望まれる。

6 節税と経営

　前章で述べたとおり、節税は財務戦略のうち税務会計のさらにその内訳としての位置づけであり、財務戦略上の地位は低い。しかし、実務上は経営者の期待するところが大きい項目である。したがって、法人全体の財務戦略から見れば、無駄なまたは効果が低い対策となりやすい項目であり、常に法人の経営戦略、財務戦略を考えながらその一部として、またリスクを十分に考慮して取り組むことが大事である。

　なお、実質的な法人実行税率が30％を切る時代である。節税の財務に対する効果が従来より低くなっていることを考慮して、必要最低限に留めることが望ましいものと考える。

（1）節税と脱税

　節税 ＝ 税法の想定する範囲で税負担を減少させる行為
　脱税 ＝ 偽りその他不正な行為により納税を免れる行為

　このように節税と脱税は完全に区別されるが、脱税ではないが法律上の想定外の形式を利用して税負担を減少させる租税回避という表現もあるが、これは明確な区別の基準があるわけではない。

　節税の根拠となるものには、法令や国税庁の解釈通達が基本であるが、これとは別に会計慣行、税務慣行と呼ばれるものがある。例えば、重要性が低いため簡単な処理を認めるような慣行である。これらの中に節税の糸口があることが多い。ただし、このような慣行等の判断は専門家における慣行を含んでおり、曖昧なものもあるため、法令や解釈通達の趣旨を確認など専門家に相談することが重要である。

(2) 病院は脱税の影響が大きい

① 刑罰

　脱税に対する刑罰は、原則として10年以下の懲役もしくは1,000万円以下の罰金とされている（所得税法238条、法人税法159条）。

② 脱税の主たる内容

　脱税の犯行態様としては、故意による売上の除外と、架空経費の計上が典型的な手口とされている。

（故意か否か（犯罪の成立））
脱税犯は故意犯なので、その犯罪の成立には故意が必要とされる。
具体的には、次の認識を要する。
・納税義務があることの認識
・自分の行為が偽りその他不正の行為であることを認識
・税を免れたとの認識

（脱税と刑事告訴）
脱税額で1億円～2億円を超えるか否かが1つの目安である。
　ただし、有名人等は少し基準が低いように感じられる。病院経営者は大多数が医師であり、地元の著名人であることが多いため、事案によっては数千万円の脱税額でも告発、起訴されている例もある点に十分な留意が必要です。
　特に病院経営の場合は規模が大きいため、簡単に否認額が1億円単位になることも少なくない。否認は原則として5年分、悪意の場合7年遡るため、年間500万円であるが悪質な否認は3,500万円（7年分であり、過去には起訴された場合あり）の重さがあるものとの認識が需要である。また、起訴

されれば医道審議会の審議対象にもなり、医師資格の剥奪、一定期間の停止などの可能性がある。

また、上記の故意という言葉の解釈には十分な留意が必要である。

（3）節税と投資判断

節税でよく耳にする不動産投資を例にする。

（事例）

```
投資額      2,000万円
年間費用     初年度150万円、徐々に低減し20年後50万円
            （20年間で2,000万円…減価償却含む）
年間収入     120万円（20年間で2,400万円）
            初年度は30万円の赤字（120万円－150万円）
表面利回り    6％（120万円÷2,000万円）
            …一般的には良い利回りである
```

この事例では利回りが一般的には良い方で、かつ暫くは赤字（初年度30万円の赤字）で他の所得と通算し節税にもなるという点で、不動産営業マンが強く押してくる物件である。特に不動産営業マンは上記の「表面利回り」を売りにする場合が多い。

しかし、よく考えれば下記の点で疑問である。

・2,000万円を使って年間の節税額はたったの30万円（税額は10万円弱相当）であり、かつ徐々に費用は減る（節税額も減る）。
・20年間で利益は400万円なので、年間では20万円（実質年利1％）の利益ということ…リスクのある商品としては実質利回りが低い可能性がある。
・借入をして投資する場合は金利次第で赤字になるかもしれない。
・不動産賃貸は長期間経過後では家賃が低下するのが常識である。

・修繕費、固定資産税の支払いと不動産会社の管理費が計算から抜けている。

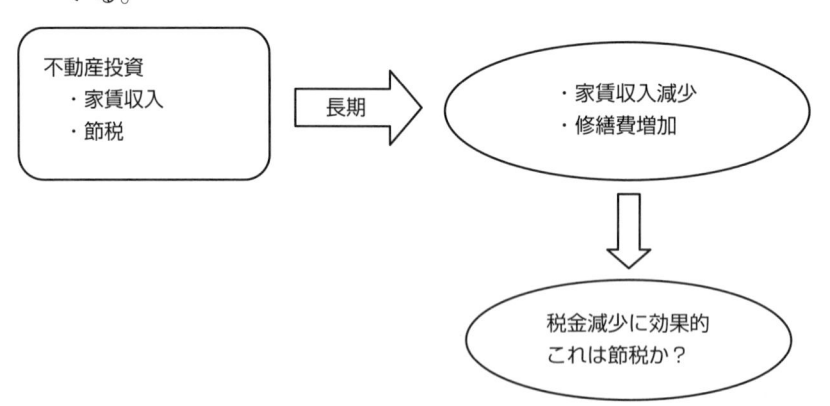

```
┌─────────────┐           ╭─────────────╮
│ 不動産投資   │   長期    │ ・家賃収入減少│
│ ・家賃収入   │  ───▶    │ ・修繕費増加  │
│ ・節税       │           ╰─────────────╯
└─────────────┘                  │
                                 ▼
                          ╭─────────────╮
                          │ 税金減少に効果的│
                          │ これは節税か？ │
                          ╰─────────────╯
```

損をすることは節税とは言わない。
（場合によっては騙されたという表現のほうが近いかもしれない）
（追記：個人所得でのデメリット：土地に係る借入金利は他の所得と通算できない）

　上記のとおり、極めて稀な場合を除き、節税は現在の所得を将来に繰り延べる効果を利用するものであり、投資自体の価値及びリスクと、節税の実質的な効果を十分に吟味する必要がある。

（4）節税と経営

　経営上の運転資金の確保、長期の病院事業にかかわる投資計画（病院建替え資金計画など）は重要である。この資金調達等の経営上重要とされる項目と節税とのバランスを常時検討することが望まれる。
　この意味で、資金調達上の留意すべき点は下記のとおりである。

最近の金融機関融資の傾向
　・経営力（利益）をより評価する傾向
　・優良融資先が少なくなり、病院に緩い傾向
　・優良企業か否かで金利が大きく変動する傾向

> ・財務の実績を最大限重視（過去の実績主義）

　現状ではいくらでも融資が可能であっても将来的な保証はない。また融資を受けた結果の財務諸表の形態（借入比率の上昇）から、その後の資金調達が徐々に厳しくなることも十分に想定される。

　また節税するということは金融機関にとってマイナス要因となる利益の減少を意味し、長期的には金利の上昇の可能性があるため節税に使用する資金、その効果と長期計画とのバランスを今一度見直すことが望まれる。

（5）節税と貯蓄

　療養病床、老人保健施設のようにある程度経営が安定している場合など、余裕資金を蓄えるために節税を検討するという場合もあると思われる。

　この場合下記の点に留意が必要である。

（法人税率と個人所得税率との違い）

　近年法人税率は徐々に低下している。これに対し所得税率は高位置安定であり、どこで貯蓄すべきか、またその資金を将来どのように使いたいかを検討することが望まれる。

　　法人税率　30％（医療法人での大法人または800万円超　実効税率）
　　　　　　　20％（医療法人での800万円以下　実効税率）
　　所得税率　50％（地方税含む）

（注）平成27年4月1日以降の税率である。また、医療法人の会社保険診療報酬に対する所得には事業税は非課税となり、一般の法人より税率は少し低くなる。

　以上を比較すれば法人に貯蓄するほうが望ましいように見える。しかし、その後の支出が個人主体であれば法人からお金を出すために追加の税

金（所得税等）が発生するため一概には答えを出せない。個人と法人のそれぞれの長期計画を比較吟味しながら対策を考えることが望まれる。

7 法人の節税対策

（1）短期の前払費用

（短期の前払費用の効果）

具体的には支払家賃、支払利息、支払保険料等で、例えば、期末に1年分を前払いで支払った場合が対象となるが、支払った全額を損金と認めるというものである。

(注) 前払費用とは、一定の契約に基づき継続的に役務の提供を受けるために支出した費用のうち、当該事業年度終了の時において、いまだ提供されていない役務に対応するもの。

このような1年以内の短期前払費用について、厳密に期間対応による繰延経理をせずに、その支払った時点で損金算入するものであるが（法人税基本通達2-2-14）、期末までに支払った分の一部役務の提供等がスタートしている必要がある。全く役務の提供等がない場合は単なる前渡金などであり、前払費用ではない。

なお、この前払費用の考え方は会計上の重要性の基準をもとにした制度であるが、その関係で事務用消耗品、作業用消耗品、広告宣伝用印刷物、その他これに準ずる棚卸資産（事業年度ごとに概ね一定数量を取得し、かつ、経常的に消費するものに限る）の取得に要した費用の額を継続してその取得をした日の属する事業年度の損金の額に算入している場合には、これを認めるという制度もある（法人税基本通達2-2-15）。

重要性の原則から認められているものであるが、この消耗品等に関しては期末に未払いであっても損金経理は認められる。ただし、これらが多額である場合等、課税上弊害があると認められる場合には、本通達の適用は

なくなる点に留意が必要である。

（2）未払金、未払費用

　病院、クリニックは材料の仕入れ、人件費の支払いなど多額の支払いを毎月実施している。この支払いのうち、期末で未払いのものを確実に計上することは節税の基本といえる。特に下記の点が漏れている場合が多く、留意が必要である。

① 給与の未払い

　給与の締日は15日、支払いが25日の場合、期末までの約半月分の給与は合理的な算定（日割りなど）で「未払費用」として計上可能である。確定債務ではないので、計上しなければ損金とならない点（任意項目）に十分な留意が必要である。

② 社会保険料の未払い

　これも計上漏れが多い項目である。特に決算日が休日の場合には2カ月分の未払いとなる。なお、賞与の未払い分に対応する社会保険料も未払計上（会計上は計上…税務上は否認）する。

③ SPDの場合の期末買掛金

　材料の受け払いを一括してコントロールするSPDを採用し、業者から使用分のみ支払っている場合は、契約上病院内の倉庫等に保管されている材料は病院の購入した材料ということになることが多いと思われる。

　日頃注意していない項目であり計上漏れが多いし、また管理面でも預かり在庫が異常な数値となっていないかは決算上重要な問題である。臨時に通常業者外から仕入れた場合など、どのような影響があるのかなど、在庫

確認とあわせて決算では再確認を要する。

（3）交際費

交際費は仕事のために使用しても損金算入できない場合がある。下記を確認、活用することは実質的に節税となる。

① 持分ありの法人

中小法人（出資金1億円以下）は800万円まで全額損金算入

または飲食費の50％の選択適用

② 持分なしの法人

中小法人（職員数1,000人未満）は800万円まで全額損金算入

または飲食費の50％の選択適用

④ 大法人（出資金1億円超または職員数1,000人以上）

26年度税制改正により飲食費の50％課税となった。

⑤ 大法人及び多額の交際費を使う法人での留意事項

・交際費のうち一定のものは除外

損金不算入となる交際費等の範囲から1人当たり5,000円以下の一定の飲食費が除外される。これも全額損金となる。

なお、商品券、タクシー券を購入して節税という方もいるが、税務上は購入しただけでは足りず、誰にいくら渡したのか、使徒などのを明確にしなければ、理事長の賞与扱いとなる可能性がある点に十分な留意が必要である。

（4）保険商品の活用

　生命保険、損害保険など保険商品を使用した節税対策は過去からも長く実施されている項目である。長い年月で度々法人税基本通達の変更がなされた事項であり、改正のたびに厳しい内容となっているが、今でも十分な検討を行っている限りその効果は十分にある。概ね掛け捨ての定期保険と積立の養老保険に区分される。がん保険も定期保険であるが、損害保険である点で税務処理が少し異なる。

① 定期保険

　掛け捨ての保険であり、本来は全額損金算入のはずであるが、ここで説明するものは保険料を長期定額にすることでメリット受けるものである。

　保険料は年齢が高くなるに従い高くなるという性質を利用し、前半は払いすぎによる貯蓄が発生し（損金にできるが、解約すればお金が戻る）、後半でその貯蓄が低減していく保険（長期平準定期保険または逓増定期保険）である。

　この長期平準定期保険または逓増定期保険に該当する場合には、原則として支払保険料の2分の1が損金となり、残額は資産計上となる。資産計上額は解約時において損金に算入される。また基本的には掛け捨ての保険であるため、返戻率はピーク時において概ね9割前後となり、その後減少し最終的には0になる。

（留意点）

　法人税の節税商品として最も広く活用されているものであるが、安定して利益の出ている法人にとっては、ピーク時に解約・新規契約を繰り返すことによりロスが生じるケース（保険会社が儲けるだけ）も多い点に留意が必要である。

　税の繰延べによる非常時のキャッシュ確保の役割を担うことを否定する

わけではないが、安易な定期保険の加入は実際には、過剰な保険料を支払っているだけになるケースも多く注意が必要である。

(注1) 長期平準定期保険＝保険期間満了の時における被保険者の年齢が70歳を超え、かつ当該保険に加入した時における被保険者の年齢に保険期間の2倍に相当する数を加えた数が105を超えるもの。
(注2) 逓増定期保険＝保険期間の経過により保険金額が5倍までの範囲で増加する定期保険のうち、当該保険に加入した時における被保険者の年齢が45歳を超えるもの。

② がん保険

　定期保険と同じく節税商品として活用されていたが、平成24年の改正により保険期間が終身であるがん保険については、保険払込期間の前半においては、全損から半損となった。税負担に対する保険としての効果は定期保険と同様であるが、返戻率が低いため節税といえるか微妙な商品である。

③ 養老保険

　定期保険と異なり満期返戻金がある保険で、加入の形態により下記のように取扱いが異なる。

　イ) 一般的な使用法

　　法人で加入する場合には、従業員の福利厚生の目的で加入される場合が多く、死亡時の受取人が役員・従業員の遺族であることから、保険料の半額を福利厚生として損金算入でき、残額は貯蓄的使途として資産計上する。原則として従業員の普遍的加入を要件としているため、損金算入の制限があり注意が必要である。福利厚生型といわれる保険であり、中途退職者が多い医療法人では節税上のメリットに疑問がある。つまり意図しない退職は、保険商品としての有利な解約時期を選択できないことを意味するためである。

（注）普遍的加入＝役員又は特定の従業員のみを対象としたものではなく、原則としては同等の条件による全員加入。ただし、緩和措置として「加入資格、保険金額等に格差が設けられている場合であっても、それが職種・年齢・勤続年数等に応じる合理的な基準により、普遍的に設けられた格差であると認められるときは、原則として当該役員または従業員に経済的利益はないものとする（所得税基本通達36-31）とされている。

ロ）養老保険（逆ハーフタックス）

通常の養老保険が満期の受取りを法人とし、死亡時の受取りを役員・従業員の遺族としているものに対して、受取人を逆にしたタイプのものである。

すなわち満期の受取りを代表者等の個人とし、死亡時の受取りを法人とする。半額を保険料として損金に計上するが、残りの半分は給与または貸付金処理をする。近年活用が広まった保険で特に同族の中小企業向けの節税商品として好まれている。

（メリット）

満期金を個人直接受け入れること、及び一時所得として利益の2分の1課税となることがメリットである。また養老保険（積立目的の保険）であるため、一定の払込期間が経過すれば、返戻率が100％を超え、ロスが生じないという利点をもっている。

（デメリット）

保険の払込期間においては、個人負担分を給与とする処理の場合には源泉所得税の負担が発生すること、及び保険会社が積極的に売ろうとしないことである。

（5）投資関係

節税関係で投資を伴うものは、前述した不動産投資があげられるが投資効率、節税効率の面で少し魅力に乏しい。該当する土地が将来有望な土地

または相当な利回りがあるなら検討の余地は十分にある。

　その他に節税関係の投資を伴うものとしてはヘリコプター、航空機などを対象としたリース資産が考えられる。いずれも収入はリース契約で一定、費用は定率法の減価償却費が大部分で逓減し、貸出しの前半で大幅赤字、後半で黒字化する商品である。設定金額は数千万円から数百億円まで可能であり、金額的に非常に魅力のあるものである。

　ただし、下記に留意して判断することが必要である。
・途中で解約できない商品が多いこと
・機器の耐用年数分のリース期間であり、かなり長期の投資であること
・リース先の信用の問題を考慮してある商品か確認が必要
・金額が大きいため税務訴訟等が発生しやすい内容

　投資はあくまでも利益を上げることが最大の目的であり、上記リスクを十分に考慮して採用すべきか判断することが望まれる。税務上も事業としての活用価値として成立するかという点は重要なポイントとなる。

　〝節税のみの設定は否認の可能性大〟

　なお、投資信託などの通常商品は、費用を先行して計上することが基本的にはできないので（節税にはならない）、ここでは記載していない。また、医療法人では附帯事業の制限、投資の制限があるので、MS法人として実施することが必要になる場合が多い点に留意が必要である。

著者紹介

上村　恒雄（かみむら　つねお）

　1982年に早稲田大学商学部を卒業し、建設会社勤務を経て公認会計士となる。新日本監査法人勤務時代から医療機関に対する財務コンサルティングを開始する。1997年上村公認会計士事務所を開設し、病院の会計監査業務、医療経営（財務含む）コンサルティング業務、会計支援業務などを実施している。2014年に税理士法人アーチを設立し代表社員となり、病院の税務会計業務と会計監査業務を分離した。

（主な役職）
　税理士法人アーチ　代表社員
　上村公認会計士事務所　所長
　元公認会計士協会千葉県会副会長
　医療法人社団筑波記念会　理事
　医療法人社団俊和会　監事
　公益社団法人危機管理協会　監事
　公益財団法人東京しごと財団　顧問

（執筆協力者）
渡邊　禎祥（わたなべ　さだよし）
　税理士法人アーチ　社員（パートナー）副所長

鵜澤　秀彦（うざわ　ひでひこ）
　税理士法人アーチ　社員（パートナー）

税理士法人アーチ
　URL http://www.arch-tax.jp

収益体質を強化する
中小病院の経営戦略・財務戦略〜民間病院の生き残りマネジメント

2015年10月9日　発行

著　者	上村　恒雄　Ⓒ
発行者	小泉　定裕
発行所	株式会社 清文社

東京都千代田区内神田1-6-6（MIFビル）
〒101-0047　電話 03(6273)7946　FAX 03(3518)0299
大阪市北区天神橋2丁目北2-6（大和南森町ビル）
〒530-0041　電話 06(6135)4050　FAX 06(6135)4059
URL http://www.skattsei.co.jp/

印刷：藤原印刷㈱

■著作権法により無断複写複製は禁止されています。落丁本・乱丁本はお取り替えします。
■本書の内容に関するお問い合わせは編集部までFAX（03-3518-8864）でお願いします。

ISBN978-4-433-54325-9